Barbara Reik

Tai Chi und Qi Gong
in der Schwangerschaft

Sanfte Bewegungen für Schwangere
Bewährte Übungen für Stillzeit und Rückbildung
Wohltuende Selbst- und Partnermassagen

Haben Sie Fragen an Barbara Reik?
Anregungen zum Buch?
Erfahrungen, die Sie mit anderen teilen möchten?

Nutzen Sie unser Internetforum:
www.mankau-verlag.de/forum

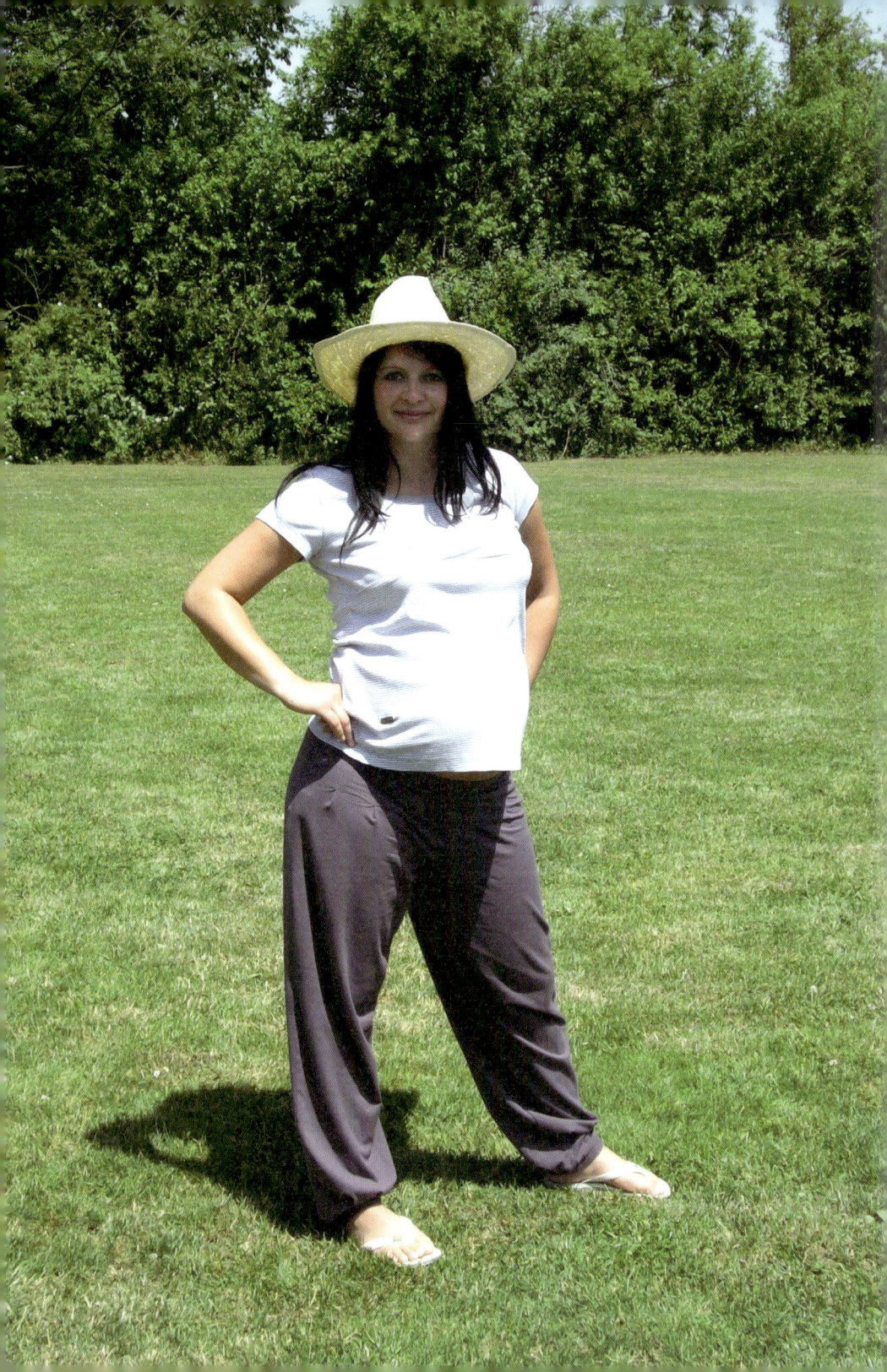

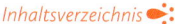

Inhaltsverzeichnis

Sie bekommen ein Baby?!
Zeit für Luftsprünge!
Zeit zum Feiern! Gratulation!

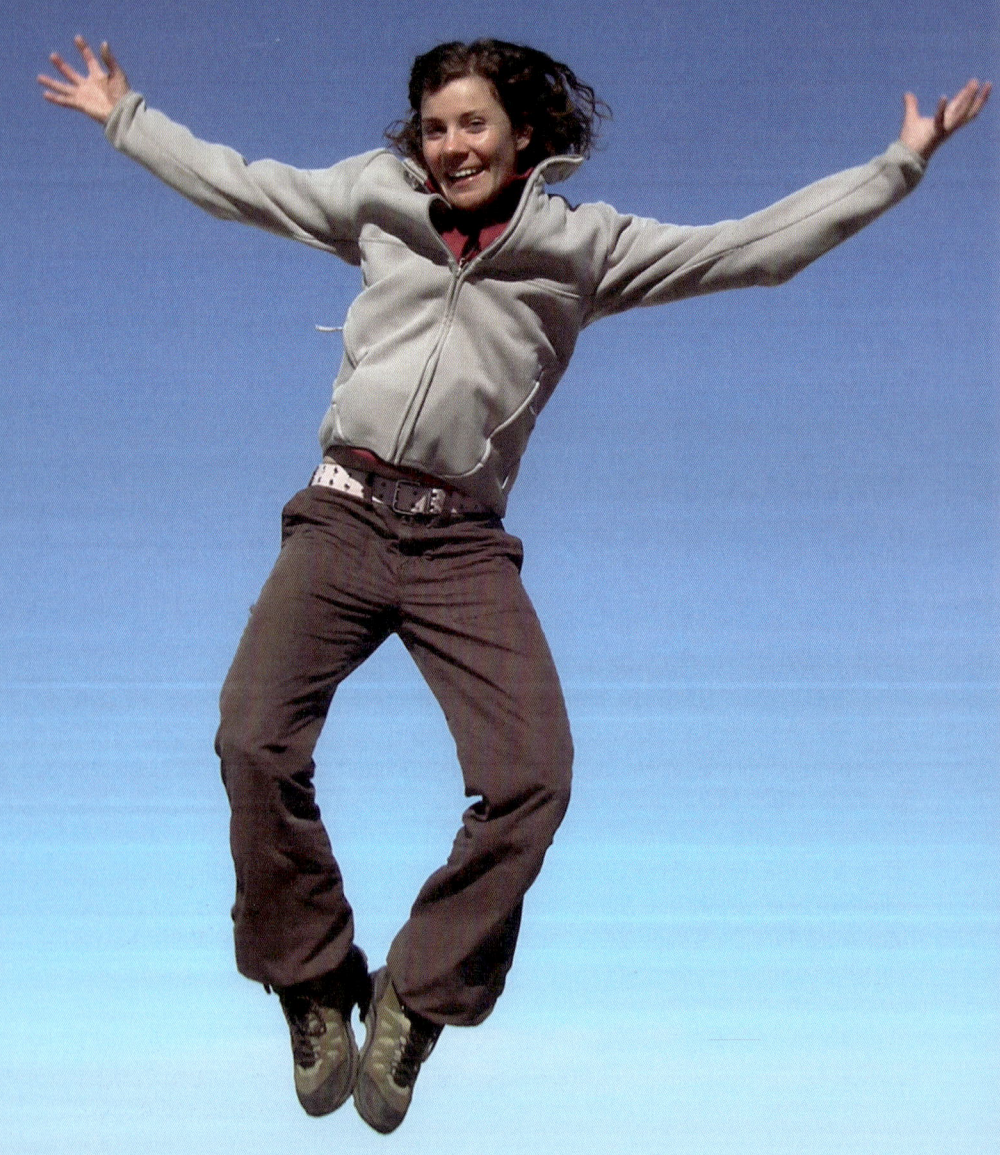

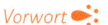

Vorwort

In der Schwangerschaft unterliegt der Körper zahlreichen Veränderungen, die zu einem völlig neuen und ungewohnten Körpererlebnis führen. Viele Frauen nehmen durch die veränderten statischen Bedingungen Körperhaltungen ein, die zu deutlichen Verspannungen und auch Schmerzen führen. Aus diesem Körpererlebnis entwickeln Frauen dann oft Ängste, wie die Schwangerschaft verlaufen wird. Deshalb ist es wesentlich, dass die Frauen ein Körperbewusstsein entwickeln, das ihnen diese Ängste nimmt.

Barbara Reik gibt mit ihrem Buch eine detaillierte Anleitung, wie werdende Mütter mit sanften und fließenden Entspannungsübungen eine neue Bewegungsfreude erleben können. Die Übungen zeichnen sich dadurch aus, dass sie harmonisch, fröhlich und zugleich effektiv für Körper und Geist sind. In diese neue fließende Bewegungsschulung kann auch der Partner mit einbezogen werden. So macht das Üben Freude und wird zum Genuss.

Für den neuen Ansatz von Barbara Reik, ostasiatische Entspannungsmethoden wie Tai Chi und Qi Gong in der Schwangerenvorbereitung einzusetzen, wurden die strengen Vorgaben, die ursprünglich bei diesen Übungen üblich sind, gelockert und den Bedürfnissen der Schwangeren angepasst. Detaillierte Anleitungen mit Gesundheitstipps machen die Übungen leicht umsetzbar.

Die lebensfrohen Übungsfotos begleiten die werdende Mutter Andrea wie in einem Tagebuch durch Schwangerschaft, Stillzeit und Rückbildung und machen Lust auf eine glückliche Schwangerschaft.

Durch den Einsatz von Imaginationen und positiven Gedanken ist ein entspanntes, fröhliches Bilderbuch für Schwangere und Mütter entstanden, das Bewegung und Gesundheit mit Freude und Wohlbefinden verbindet.

Prof. Dr. med. Albrecht Hettenbach,
Chefarzt der Frauenklinik Göppingen,
Klinik am Eichert

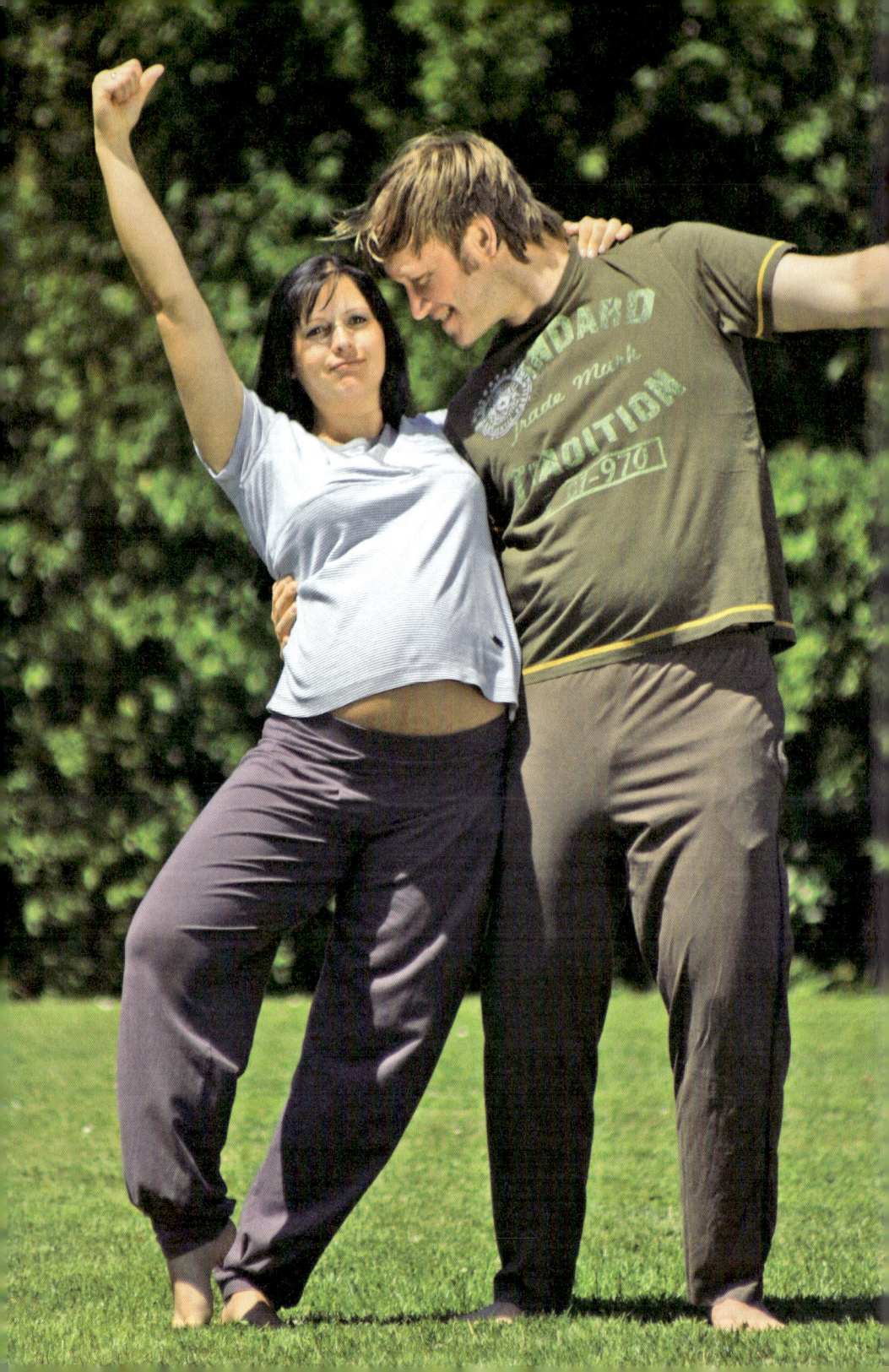

Was dieses Buch will

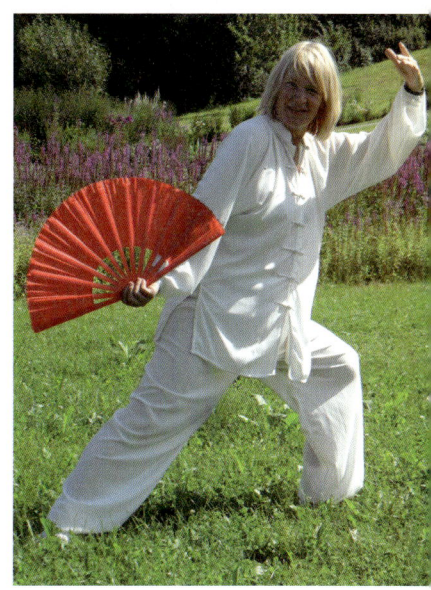

Fangen wir damit an, was dieses Buch nicht will: Es will auf keinen Fall eine Tai-Chi- oder Qi-Gong-Meisterin aus Ihnen machen. Ihre Aufgaben und Ihre Schwerpunkte liegen derzeit auf einem anderen Gebiet.

Dieses Buch will Ihnen, liebe werdende Mama, ein Wegbegleiter sein. Ein Wegbegleiter durch die Zeit der Schwangerschaft, der Stillzeit, der Rückbildung und Ihres gesamten künftigen Mutter-Seins.

Nun beginnt ein neuer Lebensabschnitt unter „ganz anderen Umständen". Diese Zeit kann sehr anstrengend und kräftezehrend sein, das weiß ich aus eigener Erfahrung. Aber sie muss es nicht sein! Kinder zu bekommen oder zu haben ist ein Glück und ein Segen. Und darüber darf man sich einfach freuen! Hierfür bedarf es jedoch einer gewissen Gesundheit.

Aus jahrelanger Praxis, eigenen körperlichen Erfahrungen und Rückmeldungen vieler meiner Kursteilnehmerinnen habe ich deshalb Übungen und Massagen gesammelt, die einfach guttun und Ihnen in dieser Zeit hilfreich sind. Diese Übungen basieren auf dem Tai Chi, Qi Gong und dem Tao Yin, die Massagen auf dem Shiatsu und dem Jin Shin Jyutsu®.

Lassen Sie sich einfach von diesem fernöstlichen Wissen helfen, damit Sie diese Zeit richtig genießen können. Mit „dieser Zeit" meine ich die Zeit ab heute, wobei es für die Zukunft keine Einschränkungen gibt: Sie können dieses Buch auch gerne als Oma noch verwenden.

Ich wünsche Ihnen alles Liebe.

Barbara Reik

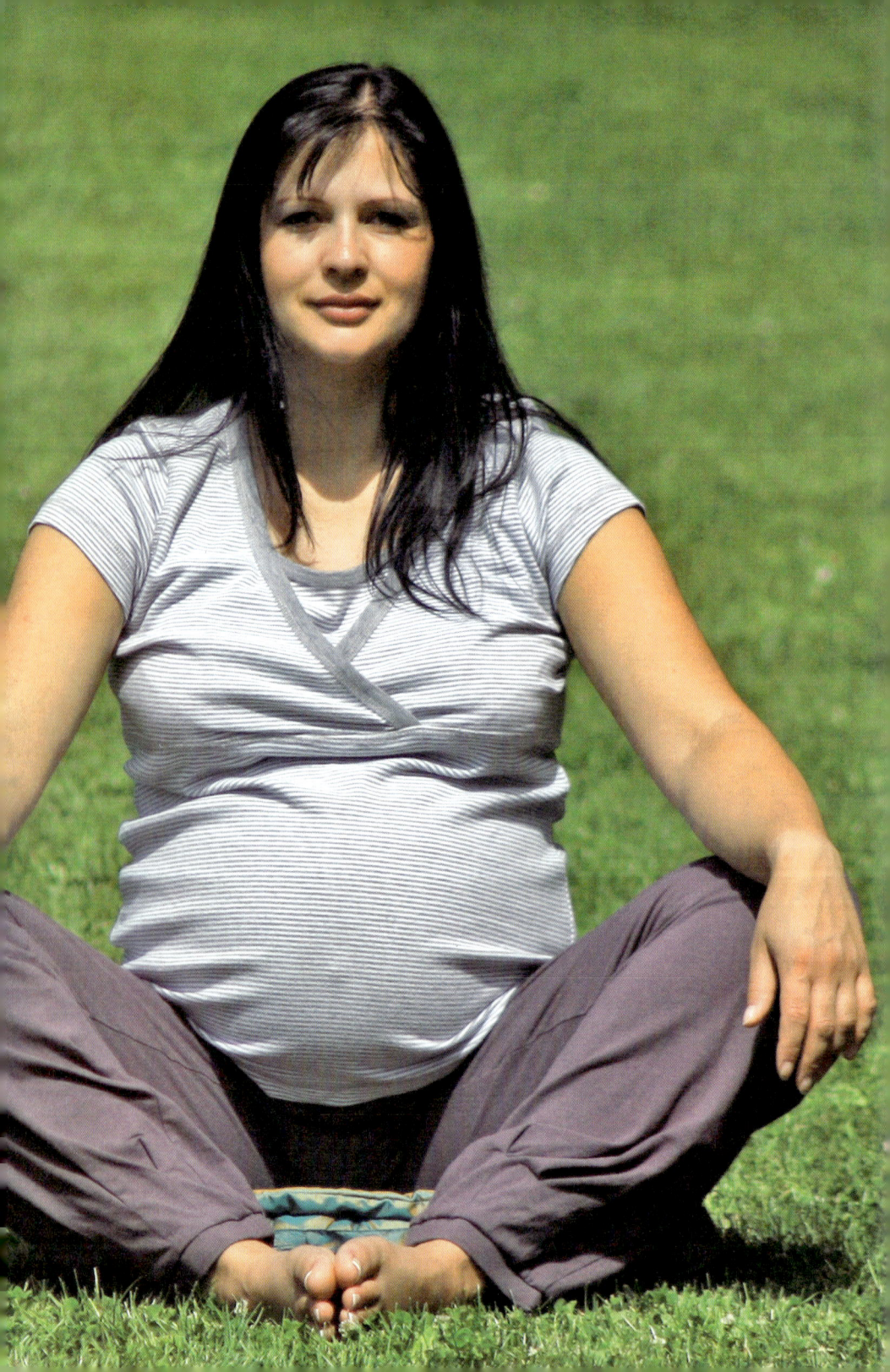

EINFÜHRUNG

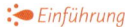

Warum Tai Chi und Qi Gong?

Wenn Sie schon Erfahrung mit Tai Chi und Qi Gong gemacht haben, dann kennen Sie bereits die Vorzüge dieser alten chinesischen Heilgymnastik und werden weiterhin mit Freude und Genuss üben. Vielleicht fragen Sie sich aber auch: „Warum soll ich in der Schwangerschaft auch noch Tai Chi oder Qi Gong lernen?"

Dazu möchte ich einen Experten der Traditionellen Chinesischen Medizin zu Wort kommen lassen. Prof. Li Wu schreibt im Buch der Chinesischen Heilkunst:

Die Wirkung von Tai Chi

Tai Chi hilft dabei, zu Ruhe und Ausgeglichenheit zu finden. Das regelmäßige Training stärkt Sehnen, Muskeln, Knochen und Gelenke. Auch bei Rückenbeschwerden und Bandscheibenvorfällen wirken die Übungen lindernd und stabilisierend. Darüber hinaus stärken die Übungen den Gleichgewichtssinn, das Immunsystem, Herz und Kreislauf sowie die Verdauung. Sie wirken blutdrucksenkend, helfen bei Angstzuständen und Depressionen und lindern Stressfolgen.

Die Wirkung von Qi Gong

Als ganzheitliches Übungssystem stärkt Qi Gong den Menschen innerlich und äußerlich. Man wird ruhiger, konzentrierter und fühlt sich zugleich leicht und beschwingt. Ihr Geist sammelt sich, Sehnen und Knochen werden gestärkt und Ihre Haut besser durchblutet. Zudem werden die Funktionen von Herz und Kreislauf sowie die Verdauung gefördert und die Regeneration des Körpers wird angeregt.

Ein nützliches Repertoire

Was bedeutet das ganz speziell für Sie, liebe Mama in spe? Mit Tai Chi und Qi Gong üben Sie Körperwahrnehmung und entspanntes Atmen, das sind ganz wichtige Faktoren in der Schwangerschaft, bei der Geburt und auch später beim Muttersein.

Eine tiefe und entspannte Atmung sichert dem Ungeborenen eine ausreichende Sauerstoffversorgung. Sie liefern mit jedem Atemzug auch Ihrem eigenen Körper das wichtigste „Grund-Lebensmittel", den Sauerstoff. Genießen Sie Ihre Atmung wie ein exquisites Menü.

Mit Tai Chi und Qi Gong die Körperwahrnehmung verbessern heißt, dass Sie Ihren Körper spüren. Sie können Ihre Körpermitte erspüren. Mit jedem Gedanken an Ihr Baby kommen Sie in Ihre Mitte. Sie nehmen sich nicht nur von außen wahr, Sie spüren nun, was in Ihnen ist, zum Beispiel die Beckenbodenmuskulatur. Das ist sehr wichtig, um diese trainieren zu können. Von einer guten Beckenbodenmuskulatur profitieren Sie nicht nur während der Schwangerschaft, sondern Ihr Leben lang!

Tai Chi und Qi Gong sind schon alleine von ihrem Standpunkt her gesehen ideal. Und zwar im buchstäblichen Sinn. Ohne dass Sie sich groß bewegen, entlasten Sie durch den Tai-Chi-Stand Ihre Wirbelsäule und beugen so einer Schwangerschaftshyperlordose, also einem Hohlkreuz und den damit verbundenen Rückenschmerzen, vor.

Und wenn Sie dann noch die Bewegungen dazu üben, kräftigen Sie die Bauch-, Rücken-, Beckenboden- und Beinmuskulatur. Letzteres ist die ideale Vorbeugung gegen Venenentzündungen und Krampfadern. Außerdem üben Sie

* leicht und schwer zu sein,
* das Öffnen und Schließen,
* das Ausweiten und das Zusammenziehen,
* das Festhalten und vor allem: das Loslassen.

Und dazu, liebe (werdende) Mama, haben Sie ja in den kommenden Jahren genug Anlass. Denn Sie werden

* Ihr Baby neun Monate lang im Bauch festhalten und dann bei der Geburt loslassen,
* Ihr Kind bei Gefahr und wenn es Angst hat festhalten,
* es loslassen, wenn ihr Kind in den Kindergarten kommt,
* wenn es zur Schule geht,
* wenn es den ersten Freund oder die erste Freundin hat
* und schließlich wenn es ganz aus dem Haus geht.

Dann sind Sie gut vorbereitet, denn Sie werden das Loslassen geübt haben.

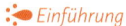

Wichtige Begriffe

Qi (Chi oder Ch'i; gesprochen „Tschi" oder „Ki")

Die unterschiedlichen Schreibweisen wie in Tai Chi oder Qi Gong sind der Übertragung des entsprechenden chinesischen Schriftzeichens in unser Buchstabensystem geschuldet. Der Begriff aus der Traditionellen Chinesischen Medizin kann nur schwer übersetzt werden. Er bedeutet so viel wie Lebensenergie oder Lebenskraft.

Qi kann man als Quelle unseres Lebens und unserer Aktivitäten bezeichnen. Viele Menschen bemerken vor allem einen Mangel an dieser Energie; sie fühlen sich müde und leer. Das Qi, die Energie, bestimmt unsere Lebensqualität. Sie sollte gleichmäßig fließen und in ausreichendem Maß vorhanden sein. Mit Tai-Chi- und Qi-Gong-Übungen lernen Sie, diese Energie zu (er-)spüren, im Fluss zu halten und zu mehren.

Traditionelle Chinesische Medizin (TCM)

Charakteristisch für die Traditionelle Chinesische Medizin ist eine ganzheitliche Betrachtungsweise des Menschen, seines Körpers, der Symptome und des Umfelds. Die TCM basiert auf fünf Säulen:

* Akupunktur, Akupressur und Moxibustion (das Erwärmen bestimmter Körperpunkte),
* Heilkräuterkunde,
* Ernährung nach den Fünf Elementen,
* Heilmassagen,
* Qi Gong und Tai Chi.

Tai Chi

Tai Chi Chuan ist eine Bewegungsform aus dem alten China, deren Ursprung in der Kampfkunst liegt. Dieser Kampfaspekt ist heute allerdings in den Hintergrund getreten. Die langsamen, harmonischen Bewegungen des Tai Chi steigern das Wohlbefinden. Koordination, Körperhaltung, Gleichgewicht, Atmung und Immunsystem werden verbessert. Verspannungen, Gelenkbeschwerden, Nervosität und Blutdruckprobleme werden gelindert.

Qi Gong

Qi Gong wird seit Jahrhunderten zur Gesunderhaltung, Entspannung und Lebenspflege praktiziert. Übersetzt heißt Qi Gong: die Arbeit (Pflege) der Energie.

Tai Chi Qi Gong

Das Tai Chi Qi Gong ist eine relativ junge und sehr beliebte Form des Qi Gong. Die Bewegungen sind zum Teil dem Tai Chi entnommen und wurden dem Qi Gong angepasst. Eine wichtige Grundlage sind die gleichmäßigen, spiralförmigen und sanften Bewegungen. Sie sind leicht erlernbar und haben eine ausgezeichnete Wirkung auf die Gesundheit. Das Übungsset besteht aus zweimal 18 Bewegungen.

Shiatsu

Das Shiatsu wurde Anfang des 20. Jahrhunderts in Japan entwickelt. Es kombiniert verschiedene Arten der energetischen Körperarbeit mit manuellen Behandlungsmethoden.

Um den Energiefluss im Körper anzuregen, wird im Shiatsu hauptsächlich mit Fingerdruck entlang der Meridiane (siehe unten „Meridiansystem") gearbeitet.

Tao Yin

Tao Yin ist ein Übungssystem, das seinen Ursprung im Taoismus des alten China hat. Man versteht darunter Übungen zum Entwickeln und Erhalten der Beweglichkeit, der Kraft und der Geschmeidigkeit. Sie führen zu Ausgeglichenheit von Körper, Geist und Seele, zum Erhalt, zur Steigerung und Wiederherstellung der Lebenskraft.

Die Übungen des Tao Yin werden im Liegen oder Sitzen ausgeführt und verbinden aktive Phasen der Bewegung mit Ruhephasen zur Öffnung des Qi-Flusses.

Jin Shin Jyutsu®

Die Heilkunst des sanften Handauflegens, auch als Japanisches Heilströmen bezeichnet, wurde Anfang des 20. Jahrhunderts von dem Japaner Jiro Murai entwickelt. Grundlage des Heilströmens ist das Wissen um die 26 „Energieschlösser" und den Energiefluss im menschlichen Körper sowie eine bewusste Atmung.

Basierend auf der Idee einer körperlichen Ordnung und eines energetischen Gleichgewichts im Menschen können durch das Handauflegen auf bestimmte Punkte Störungen im Energiefluss harmonisiert und Beschwerden gelindert werden.

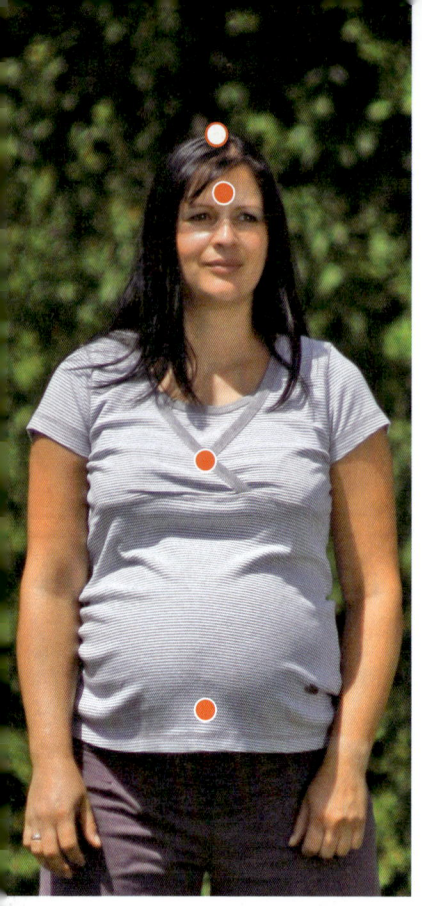

Bai Hui

Dieser Begriff bedeutet „Himmelstor". Er befindet sich am höchstgelegenen Punkt des Scheitels. Der Tai-Chi-Übende stellt sich vor, über diesen Punkt mit einem seidenen Faden mit dem Himmel verbunden zu sein, und gelangt so in einen aufrechten Stand.

Dantien (Dan Tian oder Tan T'íen)

Dantien bedeutet: das Energie- oder Zinnoberfeld. Hier wird feine Körperenergie gespeichert. Man unterscheidet:
* das obere Dantien im Bereich des 3. Auges zwischen den Augenbrauen,
* das mittlere Dantien in der Mitte des Brustbeins,
* das untere Dantien, ungefähr zwei Fingerbreit unterhalb des Nabels im Körperinneren.

Wenn der Begriff Dantien erwähnt wird, ist immer das untere Dantien gemeint. Während der Schwangerschaft wird dem Dantien wenig Beachtung geschenkt. Nach Geburt Ihres Kindes ist es die Stelle, auf die Sie die Hände legen und nachspüren.

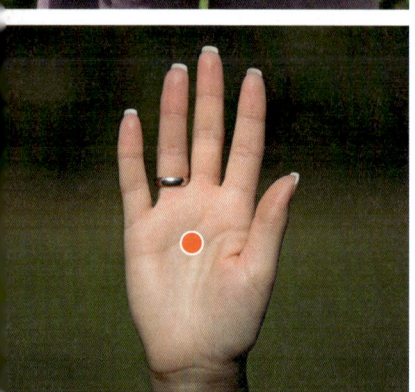

Lao Gong

Lao Gong bedeutet „Palast der Arbeit". Der Lao-Gong-Punkt liegt in der Mitte der Handfläche.

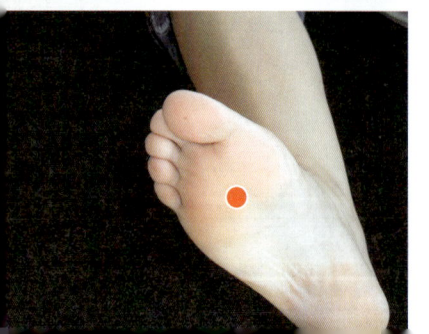

Niere 1, der sprudelnde Quell

Unter Niere 1 versteht man den Anfang des Nierenmeridians. Er liegt in der Mitte der Fußsohle, auf dem Fußballen, nach dem 1. Drittel des Fußes.

Tigermaul

Als Tigermaul wird der Teil der Hand von der Zeigefingerkuppe bis zum Ende des Daumens bezeichnet. Der Name Tigermaul kommt von dem Akupunkturpunkt Dickdarm 4 im fleischigen Dreieck zwischen Daumen und Zeigefinger.

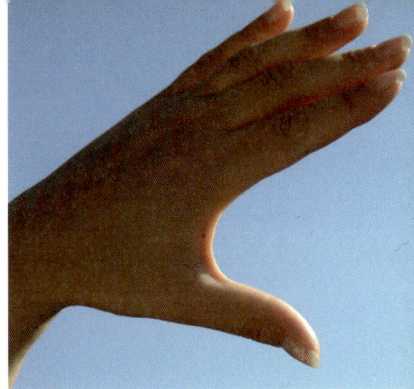

Vogelkopf

Als Vogelkopf bezeichnet man die Verbindung aller fünf Fingerkuppen der Hand. Die Fingerspitzen zeigen beim Vogelkopf nach unten.

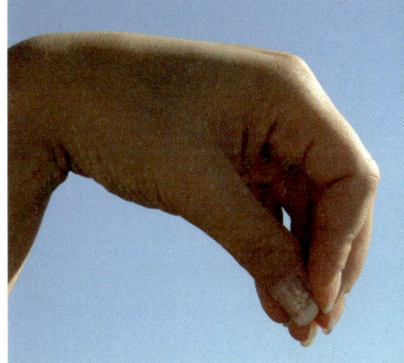

Meridiansystem

Unser Körper ist von einem Meridiansystem durchzogen. In diesen Meridianen fließt unsere Energie, das Qi. Es gibt zwölf Hauptmeridiane, die nach den Organen benannt sind, mit denen sie verbunden sind, sowie Sondermeridiane. Auf den Meridianen liegen Energiepunkte, die Akupunkturpunkte und die Akupressurpunkte.

Fließt das Qi frei und ungehindert, dann fühlen Sie sich wohl. Sie sind gesund. Ist der Qi-Fluss über längere Zeit gestaut oder blockiert, fließt zu viel oder zu wenig Energie, dann fühlen Sie sich unwohl und dies kann das Anzeichen für eine Krankheit sein.

In der Schwangerschaft ist die Energie des Nieren- und des Blasenmeridians besonders wichtig. Er ist zudem wichtig für die Ohren, ein gutes Gehör, feste Knochen, schönes Kopfhaar, das Gleichgewicht, einen starken Willen und guten Sex.

Der Gallenblasenmeridian, auch „Gute-Laune-Meridian" genannt, ist für die

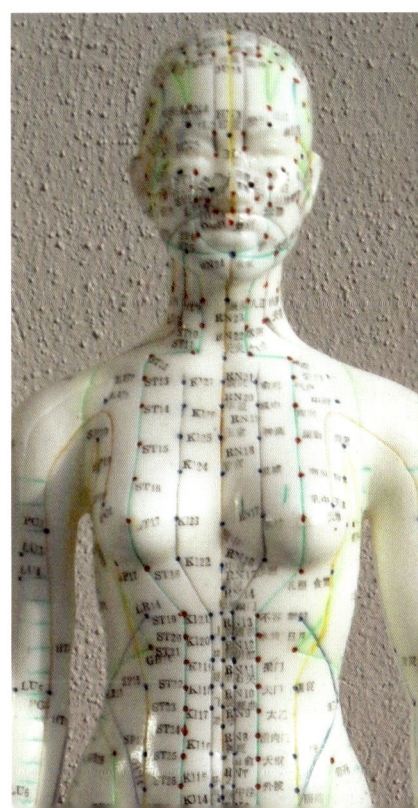

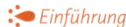

Stimmungslage zuständig. Zusammen mit dem Lebermeridian kümmert er sich um das gute Funktionieren der Muskeln, Sehnen und Augen und um eine gute Vitalität.

Der Herz- und der Dünndarmmeridian sind für die Freude und das Lachen zuständig. Ist deren Energie ausgeglichen, sorgt sie für gut funktionierende Blutgefäße und die Fähigkeit, Liebe geben und annehmen zu können.

Die Energie des Magen- und des Milzmeridians ist verantwortlich für das Bindegewebe, den Stoffwechsel und die Verdauung. Ist sie gut im Fluss, drückt sie sich in Mütterlichkeit, Sympathie und Selbstbewusstsein aus.

Für einen langen Atem sorgt die Energie des Lungen- und des Dickdarmmeridians. Ist ihr Fluss ausgeglichen, zeigt sich dies in Optimismus und schöner Haut. Sie ist auch für die Entgiftung zuständig, physisch wie auch psychisch.

Yin und Yang

Als Yin und Yang bezeichnet die TCM Polaritäten, die sich ergänzen. Sie drücken keine Wertung aus und sind im ständigen Wandel wie zum Beispiel Tag und Nacht oder Ruhe und Bewegung. Für unsere Gesundheit bedeutet dies: Wenn sich Yin und Yang in unserem Körper und in unserer Psyche das Gleichgewicht halten, dann fühlen wir uns wohl und voller Energie.

Das Symbol für Yin und Yang ist die Monade. Aus ihr wird der Übergang von einem zum anderen Gegensatz deutlich.

Stellen Sie sich vor, der dunkle Teil symbolisiert die Nacht und der helle den Tag. Dann können Sie ganz klar erkennen, dass der Tag aus der Nacht und die Nacht aus dem Tag hervorgeht. Ohne Licht erkennen wir keine Dunkelheit und ohne Dunkelheit ist kein Licht erkennbar.

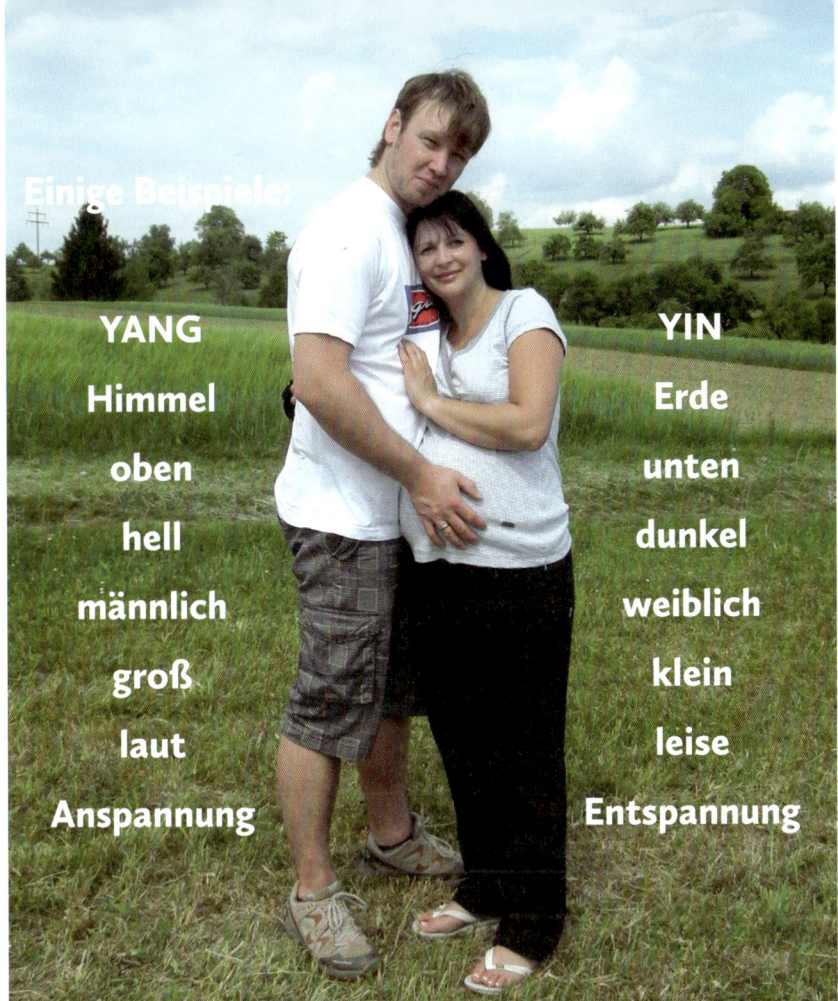

Einige Beispiele:

YANG	YIN
Himmel	Erde
oben	unten
hell	dunkel
männlich	weiblich
groß	klein
laut	leise
Anspannung	Entspannung

Mobilisieren

Unter Mobilisieren verstehen wir das Verbessern der Beweglichkeit von Muskeln und Gelenken. Beim aktiven Mobilisieren wird das gesamte System bewegt und damit die neuromuskuläre Steuerung optimiert. Beweglichkeit ist gemeinsam mit der Koordination die Grundlage für Kraft, Schnelligkeit und Ausdauer.

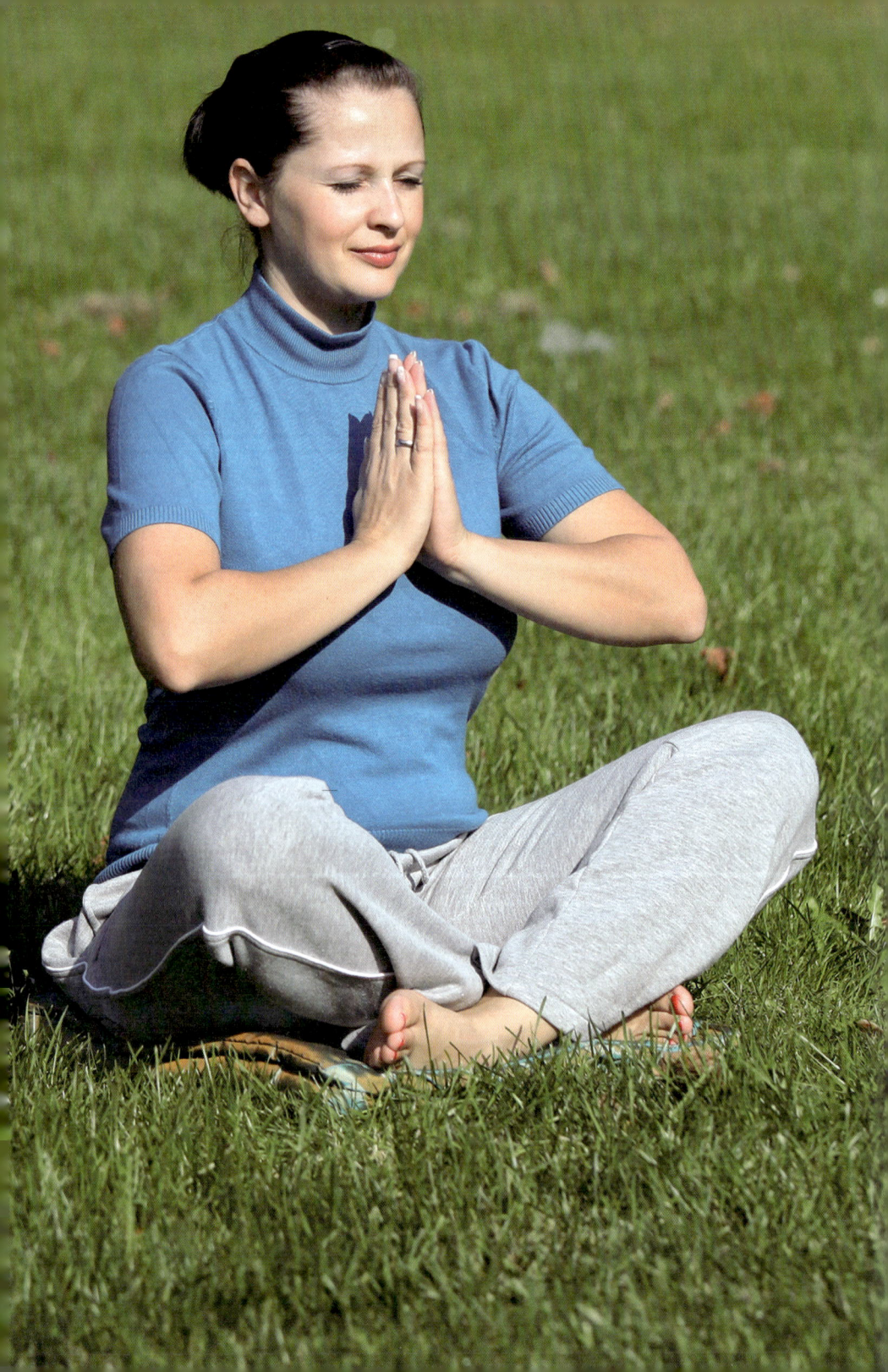

Übungen aus Tai Chi und Qi Gong

So macht Üben Spaß!

Alles zu seiner Zeit

Während der Schwangerschaft

Das Allerwichtigste zuerst: Üben Sie nur gemäß Ihren momentanen Möglichkeiten und Ihrer augenblicklichen Konstitution! Wenn Sie unsicher sind, sprechen Sie mit Ihrem Arzt oder Ihrer Hebamme. Dies gilt auch für Stillzeit und Rückbildung.

Die folgenden Aufnahmen mit Andrea wurden acht Wochen vor der Geburt von Paul gemacht. Sie war noch sehr beweglich und zeigt, dass es durchaus möglich ist, sich bis kurz vor der Geburt noch entspannt und mit Freude zu bewegen. Das gilt für Andrea. Bitte finden Sie Ihren eigenen Bewegungsradius und setzen Sie Ihre eigenen Grenzen, dann können auch Sie die Übungen genießen und von der Wirkung profitieren.

Üben Sie bitte in bequemer Kleidung an einem Platz, an dem Sie sich wohlfühlen: im Haus oder im Garten. Es sollte keinesfalls windig oder zugig sein, nicht zu kalt und nicht in der prallen Sonne.
Massagen: Bitte warten Sie mit der Bauchmassage bis nach der Geburt.

In der Stillzeit und Rückbildung

Behalten Sie ruhig Ihre weite, bequeme Kleidung an! Sie dürfen nun Ihr Übungsrepertoire erweitern: Zu den Übungen aus der Schwangerschaft kommen noch einige Tipps für die Stillzeit dazu. Im Übrigen gelten die gleichen Grundsätze wie in der Schwangerschaft.

Beachten Sie bitte die Anleitungen zu den jeweiligen Übungen. Ab jetzt sammeln Sie Ihre Energie im unteren Dantien, im Unterbauch.

Ich bin Mutter von zwei kleinen Kindern und mache so regelmäßig wie möglich Tai Chi und Qi Gong, weil ich dadurch entspannen und abschalten kann, auf andere Gedanken komme, ins Gleichgewicht und zu mir selbst finde und spüre, dass ich ruhiger und gelassener reagiere. Die Übungen habe ich in meinen Alltag integriert; das tut nicht nur mir, sondern der ganzen Familie gut!

Sonja Neumann, Erzieherin

Üben mit dem Baby

Wenn Ihr Baby da ist, brauchen Sie nicht auf die Bewegung zu Ihrem Wohl-befinden zu verzichten. Führen Sie ganz einfach mit Ihrem Kind die Übungen durch, die in diesem Buch aufgeführt sind. Im Folgenden ein paar Hinweise, welche Übungen dafür besonders geeignet sind.

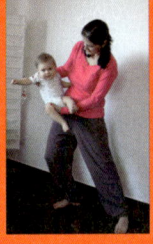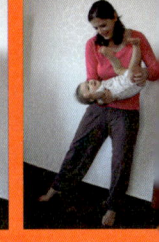

Im Stand macht die Variante der 2. Basisübung (vgl. S. 35) richtig Spaß – und sie kräftigt die Oberarme. Sie stehen nun etwas breiter als während der Schwanger-schaft und halten Ihr Baby gut fest. Dann verlagern Sie Ihr Gewicht wie gewohnt von einer Seite zur anderen und nehmen Ihr Baby dabei mit.

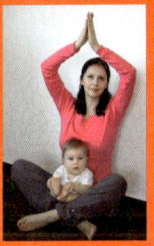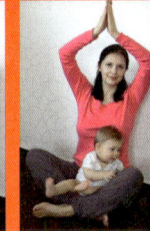

Die Übungen im Schneidersitz sind ideal, um Ihr Baby nahe am Körper zu haben. Sie setzen oder legen es in Ihren Schoß.
Besonders geeignet sind die folgenden Übungen:
1. Übung: In der Sonne sitzen (vgl. S. 71)
2. Übung: Nach oben wachsen (vgl. S. 72)
3. Übung: Die Leiste öffnen (vgl. S. 73)
5. Übung: Der Nabel tanzt (vgl. S. 75)
10. Übung: Goldenes Licht einsammeln (vgl. S. 84)

Bei allen Übungen im Liegen können Sie das Kind neben sich legen. Es kann dann seinen Fähigkeiten nach „mit-turnen". Oder Sie legen Ihr Kind auf Ihren Bauch.
Dafür geeignete Übungen sind:

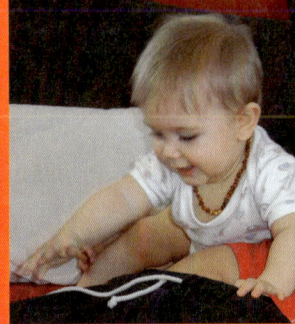

1. Übung: Die Nase kreist (vgl. S. 88)
2. Übung : Den Nacken mobilisieren (vgl. S. 89)
3. Übung: Die Arme in den Himmel wachsen lassen (vgl. S. 90)
4. Übung: Die Arme schwingen (vgl. S. 91)
6. Übung: Die Füße dehnen (vgl. S. 94)
12. Übung: Der Käfer (vgl. S. 103)
Mit der Zeit wird aus dem Üben sicher ein Spielen. Dann kann es vorkom-men, dass das Baby abrutscht und die ersten eigenen Wege „geht".

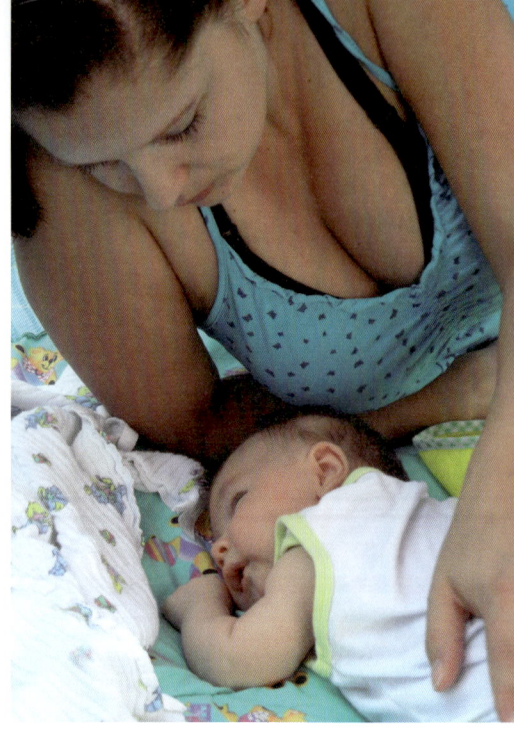

Danach

Jetzt üben Sie so wie jeder andere Tai-Chi- und Qi-Gong-Praktizierende. Jede Übung und jede Massage ist erlaubt – und jedes Outfit. Wenn Sie Figur zeigen möchten, dann tun Sie es. Bei regelmäßigem Üben werden Sie feststellen, dass sich Ihre Fähigkeiten erweitern: Sie werden beweglicher, lockerer und ausgeglichener. Davon profitieren nicht nur Sie, sondern auch Ihr Partner und Ihre Kinder.

Und noch ein kleiner Tipp: Lassen Sie Ihre Lieben mitmachen und üben Sie gemeinsam mit Ihrem Kind, wenn es ins Kindergartenalter kommt. Sie können die Übungen auch „spielen": Erzählen Sie Ihrem Kind über Affen, über Wasserschildkröten und üben Sie gemeinsam. Das ist auch für Ihr Kind gesund, dazu noch recht lustig, und es ist gut, gemeinsam etwas zu tun.

Kinder sind sehr beweglich und haben Spaß an der Bewegung. Sie werden erstaunt sein, wie leicht und gut Ihr Kind die Übungen mitmachen kann. Auf diese Weise kommen Sie häufiger zum Üben.

Das Elefantenspiel

Sie (oder Ihr Partner) stehen in der Grundhaltung. Ihr linker Arm liegt auf dem Rücken, der rechte baumelt locker vor dem Körper hin und her. Ihr Oberkörper sinkt langsam nach unten.

Sie sind der Elefant und der Arm ist der Rüssel. Das Kind macht diese Übung nach.

Und jetzt kommt das Highlight: Der erwachsene Elefant legt den Arm (Rüssel) um das Elefantenkind, hebt es hoch und trägt es weg.

Elefantenkinder quietschen dann vor Freude!

Die Atmung

Genießen Sie Ihren Atem. Gönnen Sie sich immer wieder ruhige, langsame Atemzüge. Stellen Sie sich dabei vor, Sie atmen den Duft einer Rose ein.

Atmen Sie tief ein und lassen Sie den Atem bis in den Bauch sinken. Stellen Sie sich vor, Sie atmen klare Meeresluft ein, die Kraft des Wassers und der Wellen.
Atmen Sie kräftig aus! So, als ob Sie etwas loswerden möchten.
Atmen Sie einfach ganz so, wie es sich für Sie gut anfühlt.
Wenn Sie Ihren eigenen Atem, Ihre eigene Atmung kennen gelernt haben und den Fluss Ihres Atems spüren, dann lassen Sie sich von den Anleitungen bei den Übungen helfen. In dieser Verbindung sind die Übungen am effektivsten für Sie.

Vermeiden Sie es, Ihren Atem zu zwingen. Atmen Sie locker und Sie werden locker!

Der richtige Stand

Wie sagt eine alte Weisheit: Auf den richtigen Standpunkt kommt es an. Also, stehen wir richtig!

Schon allein durch den Tai-Chi-Stand tun Sie Ihrem Rücken Gutes. Er wirkt gegen die zunehmende Vorderlastigkeit und das Entstehen eines Hohlkreuzes, kräftigt die Rücken- sowie die Bauch- und Beckenbodenmuskulatur.

Spüren Sie in Beine und Füße, bis Sie das Gefühl haben, sicher zu stehen – Ihre Fußsohlen „verwachsen" regelrecht mit dem Fußboden.
Den Kopf halten Sie gerade.
Sie lassen Schultern, Ellbogen und Handgelenke locker, richten die Wirbelsäule auf und ziehen Ihren Nabel zur Wirbelsäule.
Die Bewegungen kommen dann langsam und fließend aus Ihrer Mitte.
Sie öffnen und schließen.
Sie steigen und sinken.
Sie spüren die Leere und die Fülle.
Ruhe und Bewegung.
Sie verbinden Inneres und Äußeres, Körper und Geist.

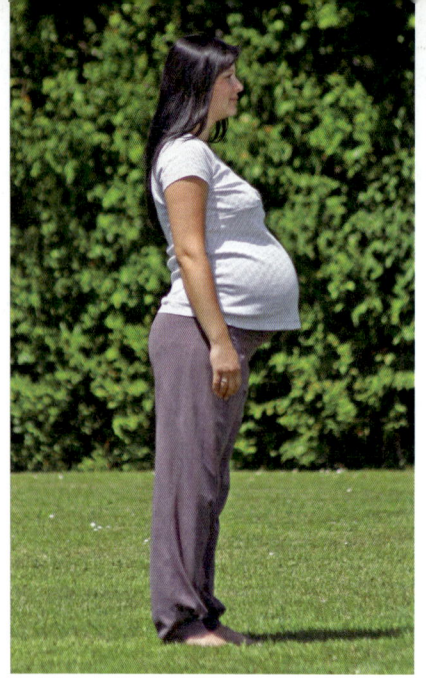

So stehen Sie falsch.	So stehen Sie richtig.

Am leichtesten kommen Sie in diesen Stand, wenn Sie ein wenig hüpfen. Bleiben Sie dann so stehen, wie Sie auf dem Boden ankommen: leicht in den Knien mit aufgerichteter Wirbelsäule und lockeren Armen.

In der Schwangerschaft ist das Hüpfen vielleicht nicht so sehr angebracht. Da lassen Sie sich lieber von Ihrem Partner (oder einer Freundin)

Checkliste für die richtige Grundhaltung

▸ Die Füße stehen ungefähr schulterbreit auseinander.
▸ Das Körpergewicht ist gleichmäßig auf beide Füße verteilt.
▸ Die Knie sind locker und leicht gebeugt.
▸ Die Wirbelsäule ist gerade aufgerichtet.
▸ Das Kreuzbein ist leicht eingezogen.

▸ Die Schultern sind locker.
▸ Die Ellbogen sind leicht gebeugt.
▸ Arme sind entspannt.
▸ Unter den Achselhöhlen bleibt Luft.
▸ Der Kopf zeigt mit dem Scheitel nach oben.
▸ Sie sind ganz ruhig.
▸ Sie sind ganz bei sich selbst.

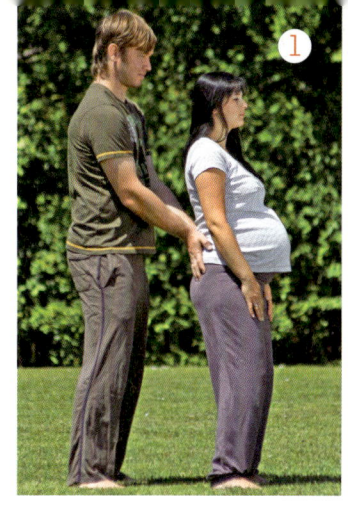

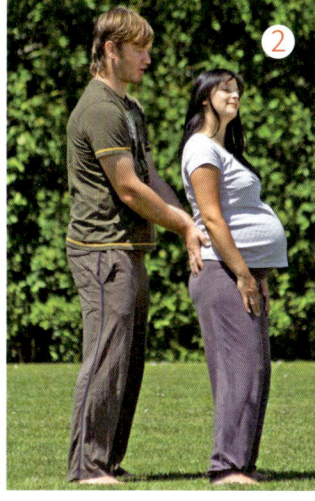

helfen. Nun brauchen Sie sich auch nicht mehr so sehr zu konzentrieren. Ihr Partner schiebt Sie in den richtigen Stand: Lassen Sie los und genießen Sie!

Für den Partner: Sie stehen hinter Ihrer Partnerin und achten darauf, dass deren Knie entspannt gebeugt sind und die Wirbelsäule aufgerichtet ist (siehe oben). Dann helfen Sie ihr in den richtigen Stand, indem Sie Ihre Hände auf die Hüfte Ihrer Partnerin legen und diese sanft nach vorne unten schieben, sodass der untere Rücken gerade wird. Achten Sie darauf, dass Ihre Partnerin aufrecht steht. Dieser Stand wird ihr guttun und sie darf genießen!

Eine andere Variante, die dem Rücken besonders guttut: Sie lehnen sich so gut wie möglich an den Bauch und die Brust Ihres Partners. Ihre Knie sind locker gebeugt. Sie dürfen genießen und entspannen. Lassen Sie auch Schultern und Arme los! Ihr Partner kann das testen, indem er Ihre Unterarme leicht bewegt. Machen diese jede Bewegung locker mit, dann sind die Arme und Schultern entspannt.

Nun wiederholt Ihr Partner den Vorgang der vorherigen Übung. Er legt die Hände wieder auf Ihre Hüfte und schiebt Sie von sich weg. So stehen Sie richtig!

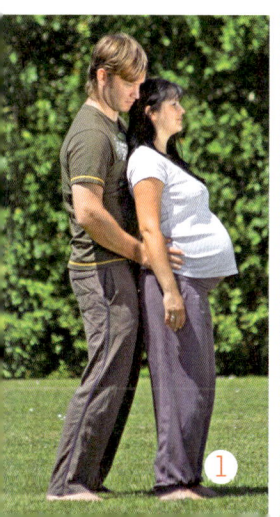

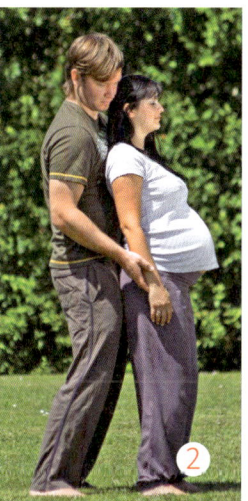

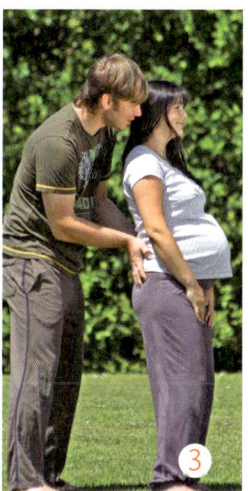

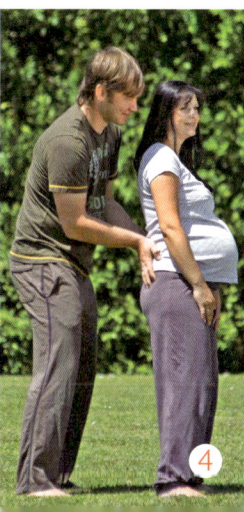

Beckenbodentraining

Als Beckenboden wird die vier Zentimeter dicke, dreischichtige Muskelplatte bezeichnet, die die inneren Organe trägt und den Bauchraum nach unten abschließt. Eine gut trainierte Beckenbodenmuskulatur ist nicht nur in der Schwangerschaft besonders wichtig, sondern auch für die lebenslange gute Funktion der Schließmuskeln.

Die meisten Übungen haben den Nebeneffekt, kräftigend auf die Beckenbodenmuskulatur zu wirken. Wenn Sie noch mehr für Ihren Beckenboden tun möchten, dann können Sie einige Übungen mit einer gezielten Atmung verbinden; Sie erkennen die geeigneten Übungen an dem Hinweis „Beckenboden!" unter der Beschreibung der Atmung.

Das Anspannen und Lösen des Beckenbodens ist beim Tai Chi und Qi Gong in den Fluss der Bewegung integriert und geschieht ohne Kraftanstrengung. Es entspricht nicht der Abfolge, die in der Geburtsvorbereitung oder Wochenbettgymnastik vermittelt wird, denn hier wird beim Ausatmen der Beckenboden aktiviert. Trotzdem widersprechen sich diese beiden unterschiedlichen Ansätze nicht – sie ergänzen sich.

Beckenboden!

Wenn Sie im Übungsteil ab Seite 42 diesen Hinweis sehen, folgen Sie der jeweiligen Anleitung zur Atmung, ziehen aber zusätzlich beim Einatmen die Beckenbodenmuskulatur nach oben.
Stellen Sie sich ganz einfach vor, Sie ziehen die Muskulatur vom Damm aus nach innen aufsteigend nach oben. Beim Ausatmen lassen Sie wieder los und lösen die Anspannung; Sie entspannen diese Region.

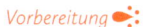

Vorbereitung

Aufwärmen und Lockern – Vorübungen

Die Vorübungen sind in sich eine kleine Übungs-Einheit. Sie lockern, bringen Sie in die richtige Stimmung und sind zum Aufwärmen gedacht. Sie sind gut für die Atmung, die Haltung, die Durchblutung und die Beckenbodenmuskulatur.

Da Sie bereits wissen, wie Sie richtig stehen, können Sie gleich loslegen. Gehen Sie zur Sicherheit die Checkliste für den richtigen Stand noch einmal durch.

▸ **Ruhiger, schulterbreiter Stand.**
▸ **Gewicht gleichmäßig verteilt.**
▸ **Knie locker und leicht gebeugt.**
▸ **Wirbelsäule gerade.**
▸ **Steißbein leicht eingezogen.**

▸ **Schultern locker.**
▸ **Arme und Ellbogen entspannt.**
▸ **Kopf zeigt mit dem Scheitelpunkt nach oben.**
▸ **Sie sind ganz bei sich selbst.**

Nun können Sie starten.
Alle Übungen können beliebig oft wiederholt werden. So lange Sie Lust und Laune dazu haben.

1. Ja-Sagen, den Tag begrüßen

Diese Übung ist gut, um die Finger, Hände und Arme zu mobilisieren und die Durchblutung zu fördern. Sie stehen bequem in der Grundhaltung im schulterbreiten Stand und schließen Ihre Hände zu Fäusten. Sie recken sich nach oben, strecken die Arme aus und öffnen die Hände. Es tut gut, dabei kräftig auszuatmen oder sogar ein frohes, kraftvolles „Ja" zu sagen.
Wie viele Jas brauchen Sie heute? Tun Sie sich keinen Zwang an.

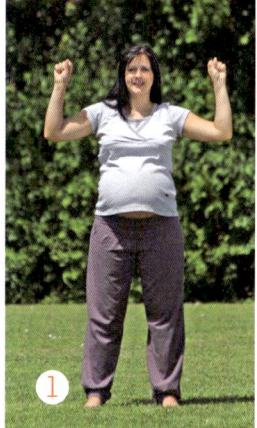
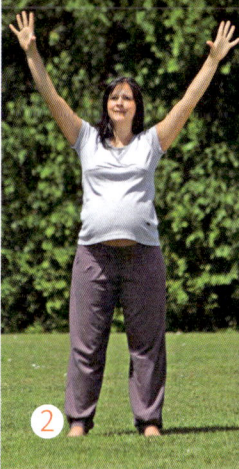

2. Einfach loslassen

Diese Übung bringt Sie in einen sicheren Stand, Arme und Nacken werden entspannt.
Sie stehen in der Grundhaltung und machen Fäuste. Im Ausatmen sinken Sie leicht in die Knie und öffnen die Hände rechts und links an den Körperseiten. Lassen Sie richtig los!

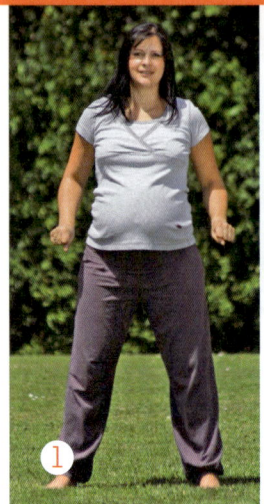
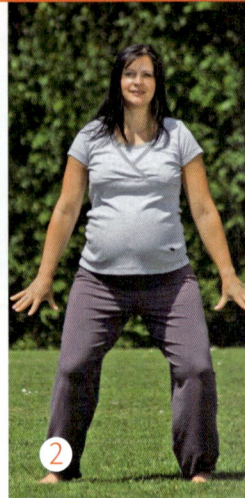

3. Loslassen, mit dem eigenen Gewicht spielen

Diese Übung aktiviert die Fußsohlen.
Wiederholen Sie Übung Nr. 2 in der Gewichtsverlagerung. Sie stehen etwas breiter und machen wieder mit jeder Hand eine Faust. Nun verlagern Sie Ihr Gewicht auf das rechte Bein, dabei nehmen Sie beide Fäuste mit nach rechts und öffnen mit einem kräftigen Ausatmen die Fäuste. Es ist gut, wenn Sie die Finger leicht spreizen. Stellen Sie sich vor, dass Sie etwas voller Freude loslassen! Danach machen Sie diese Übung nach links und wiederholen Sie sie mehrfach.

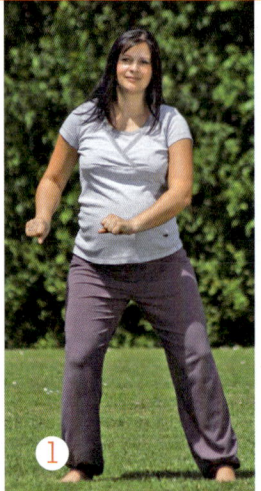
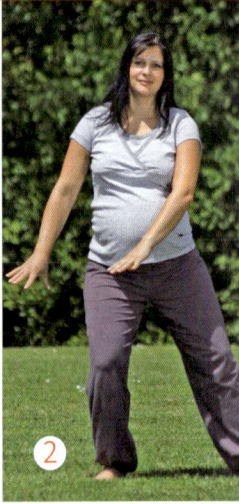

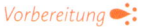

4. Den Ärger wegschieben

Diese Übung entspannt die Schultern, reguliert die Atmung und schafft Platz für Neues.
Sie stehen in der Grundhaltung mit gut schulterbreitem Stand. Verlagern Sie Ihr Gewicht auf das rechte Bein und schieben Sie mit beiden Händen alles, was Sie jetzt noch stören könnte, alles, was Sie weghaben wollen, zur rechten Seite. Dabei atmen Sie zur rechten Seite kräftig aus. Dann schieben Sie alles auch zur linken Seite und wiederholen den Vorgang mehrmals.

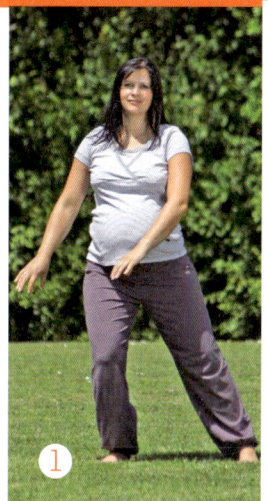
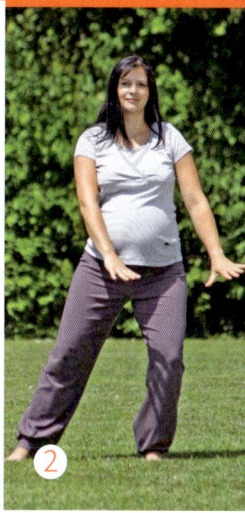

5. Auf der Stelle gehen

Diese Übung aktiviert Beine und Füße und wirkt entlastend – und sie kann immer und überall ausgeführt werden, im Supermarkt wie auf der grünen Wiese.
Gehen Sie ganz einfach langsam auf der Stelle, ohne die Füße ganz vom Boden zu nehmen. Heben Sie bei jedem „Schritt" die Fersen ab. Dann steigern Sie das Tempo und gehen schneller. Dabei lassen Sie die Arme locker baumeln.

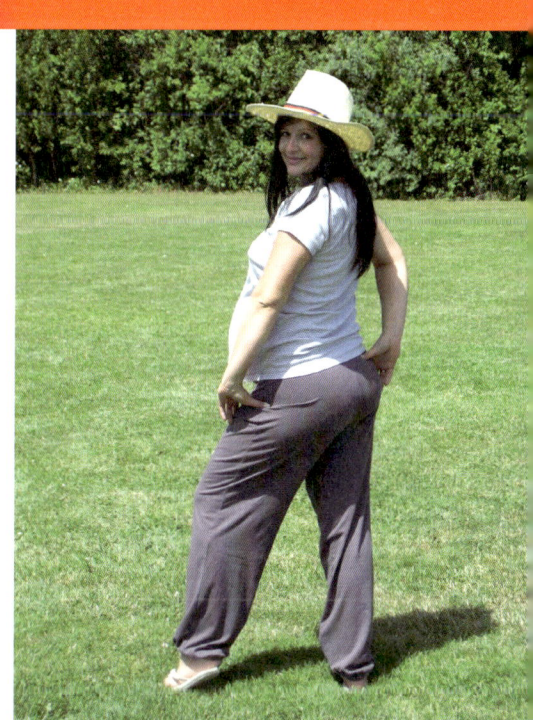

6. Das Hüftgelenk mobilisieren und die Leisten öffnen

Diese Übung sorgt dafür, dass in den Beinen Blut, Lymphe und die Energie gut fließen können. Stellen Sie den linken Fuß nach vorn auf die Zehenspitze und beschreiben Sie mit dem Knie eine Kreisbewegung nach außen. Diese Kreisbewegung geht über die Zehenspitzen bis zur Leiste. Nach mehreren Umdrehungen ändern Sie die Richtung und drehen von außen nach innen.

Dann wechseln Sie das Bein und wiederholen die Übung mit dem rechten Bein.

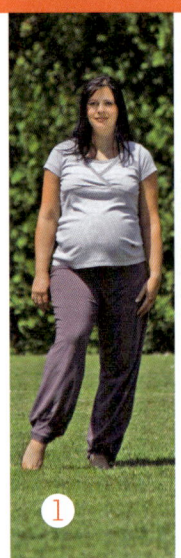 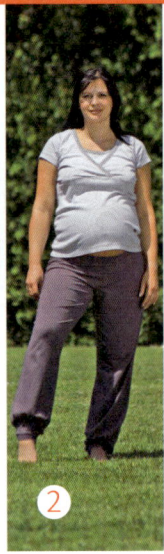 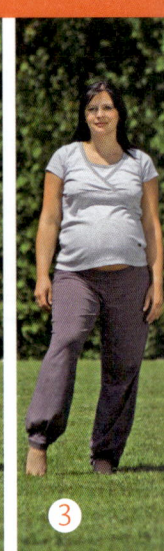

Partnerübung: Lassen Sie sich bewegen

Diese Übung hilft, die Schultern und Arme zu lockern, und ist gut für eine entspannte, ruhige Atmung. Sie üben, loszulassen und die Kontrolle aufzugeben.

Um die Schultern zu entspannen, üben Sie am besten mit Ihrem Partner. Sie stehen sich gegenüber und schenken dem anderen ein Lächeln.

Nun legen Sie Ihre Handgelenke auf den Unterarmen Ihres Partners ab. Ihre Finger, Handgelenke, Ellbogen und Schultern sind ganz locker. Sie brauchen sie nicht zu tragen. Das macht Ihr Partner für Sie.

Lassen Sie alle Anspannungen los. Wenn Ihr Partner das ganze Gewicht Ihrer Arme spürt, hebt er

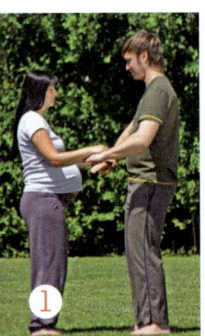 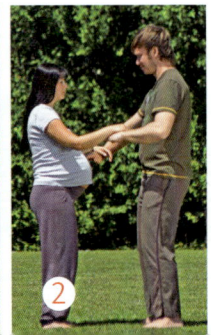 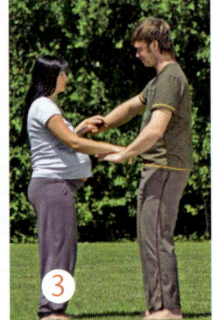 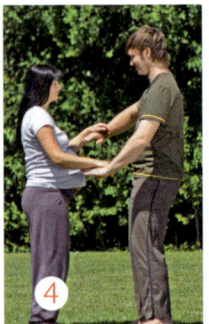 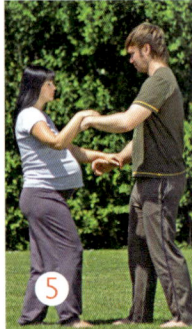

abwechselnd seine Unterarme an und bewegt so Ihre Arme, ohne dass Sie etwas tun müssen.

Lassen Sie los! Genießen Sie es, bewegt zu werden. Sie dürfen dabei auch die Augen schließen.

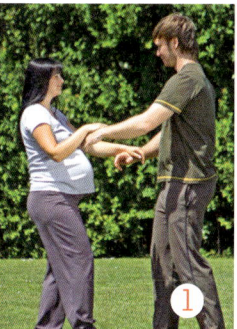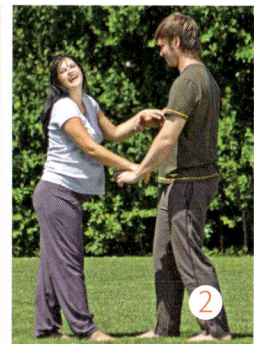

1. Variante: Bewegung kreativ

Sie können gerne ausprobieren, wie sich Ihre Arme bewegen lassen; es können Kreise nach innen oder außen sein – oder gegenläufige Kreise.

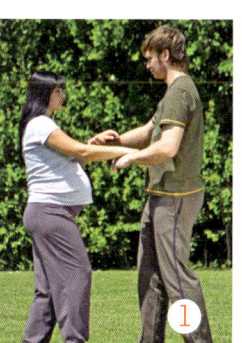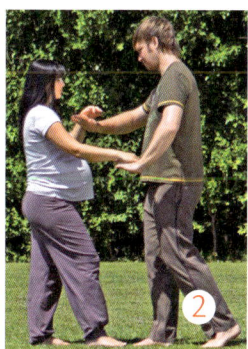

2. Variante: Wer geht, bewegt

Wenn das gut klappt, dann macht Ihr Partner ein paar Schritte rückwärts und Sie folgen – ganz locker und entspannt. Die Armbewegung wird dabei fortgesetzt. Nun vertrauen Sie ganz auf seine Führung: Ihr Partner geht vorwärts und Sie rückwärts.

Natürlich können Sie versuchen, diese Übung auch mit vertauschten Rollen zu machen. Aber nicht erschrecken! Arme können ganz schön schwer sein.

Eine Bitte an den Partner: Bewegen Sie sanft, nicht ruckartig. Genießen Sie das Vertrauen, das Ihnen geschenkt wird!

Atmung

Für Sie wie für Ihren Partner gilt gleichermaßen: Atmen Sie ganz ruhig und ohne den Atem zu erzwingen. Versuchen Sie in die Atmung Ihres Partners mit einzusteigen. Das ist vor allem gut, wenn Sie die Übung im Gehen machen.

Tipp

Bleiben Sie aufrecht. Lassen Sie sich beim Gehen ruhig Zeit. Versuchen Sie, auf die Bewegung Ihres Partners einzugehen. Sie ergänzen sich wie beim Tanzen: Sie sind zu zweit „eine Bewegung"!

In die Mitte kommen – Basisübungen

Die folgenden Übungen können Sie jederzeit durchführen, wenn Sie das Gefühl haben, nicht in Ihrer Mitte zu sein. Mit den Basisübungen entwickeln Sie nicht nur ein gutes Körpergefühl, Sie schaffen auch die Basis für Tai Chi und Qi Gong.

Einstimmung: Mit dem Qi-Ball spielen

Sie stehen locker und entspannt in der Grundhaltung. Reiben Sie die Hände. Wenn sie warm sind, dann legen Sie die Hände so übereinander, als ob ein kleiner Ball dazwischen wäre. Die rechte Hand ist unten, die linke oben – spüren Sie dann in den Zwischenraum: Sie spüren Ihren Qi-Ball? Diesen bewegen Sie.

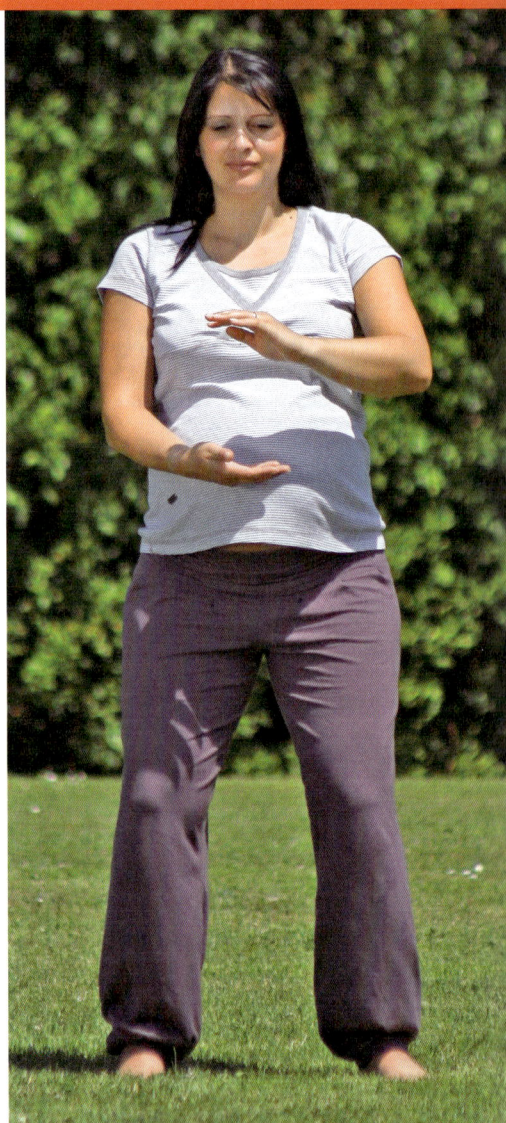

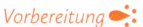

1. Ausdehnen und Zusammenziehen

Diese Übung eignet sich, um in die Mitte zu kommen. Sie beruhigt die Atmung und verbessert die Durchblutung der Beine und Füße.

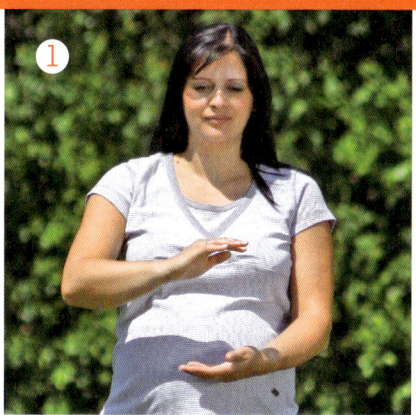

Ausführung

Sie stehen in der Grundhaltung und lassen Ihre Schultern fallen, entspannen den Nacken und halten in der Vorstellung mit beiden Händen einen kleinen Ball vor dem Bauch. Nehmen Sie Ihre Ellbogen etwas nach außen, damit die Oberarme nicht am Körper anliegen. Die rechte Hand liegt auf dem Ball, die linke Hand trägt den Ball. Nun lassen Sie diesen Ball mit Ihrer Atmung wachsen: Wenn Sie einatmen, wird der Ball voller, d. h. die Hände gehen auseinander. Wenn Sie ausatmen, leert sich der Ball, Ihre Hände nähern sich einander wieder an.

Lassen Sie Ihren Körper dabei steigen und sinken: Wenn Sie ausatmen, gehen Sie sacht in die Knie und spüren in Ihre Fersen. Wenn Sie einatmen, dann steigt Ihr Körper und Sie richten sich auf und spüren in Ihre Fußballen.

Nach acht Atemzügen wechseln Sie die Hände und legen die linke Hand auf den Ball und die rechte trägt den Ball. Übung achtmal wiederholen.

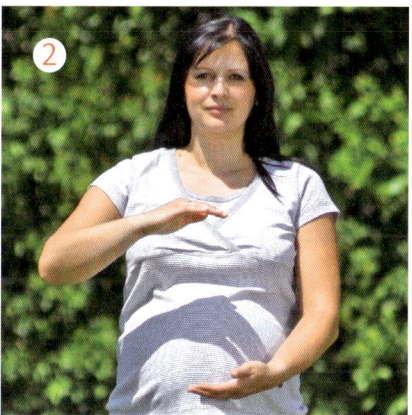

Atmung

Sie atmen ein, wenn die Hände auseinandergehen, und aus, wenn Sie die Hände wieder zusammenführen.

Tipp

Ihre Wirbelsäule bleibt aufgerichtet. Sie beugen sich nicht nach vorn. Vermeiden Sie es, die Knie durchzudrücken.

2. Öffnen und Schließen

Diese Übung unterstützt die Atmung; sie weitet den Brustraum, lockert Hand-, Schulter- und Ellbogengelenke und hilft, ein Gefühl für „offen" und „geschlossen" zu entwickeln.

Ausführung

Sie stehen in der Grundhaltung. Legen Sie Ihre Hände nun rechts bzw. links an einen imaginären Ball und lassen Sie ihn wieder wachsen. Diesmal spüren Sie die Breite. Beim Einatmen füllt sich der Ball und die Hände gehen auseinander. Beim Ausatmen wird er kleiner und die Hände kommen näher zusammen.
Achten Sie darauf, dass während der Übung unter Ihren Achsel-höhlen Platz bleibt. Gehen Sie mit Ihrer Achtsamkeit in die Fingerspitzen. Können Sie die Verbindung der Finger der rechten Hand zu den Fingern der linken Hand spüren?
Wiederholen Sie auch diese Übung achtmal.

Atmung

Atmen Sie ein, wenn Ihre Hände auseinandergehen, und aus, wenn Sie die Hände wieder zueinanderführen.

Tipp

Pressen Sie die Oberarme bitte nicht an die Rippen! Lassen Sie in den Achselhöhlen Luft. Lassen Sie Ellbogen und Handgelenke locker.

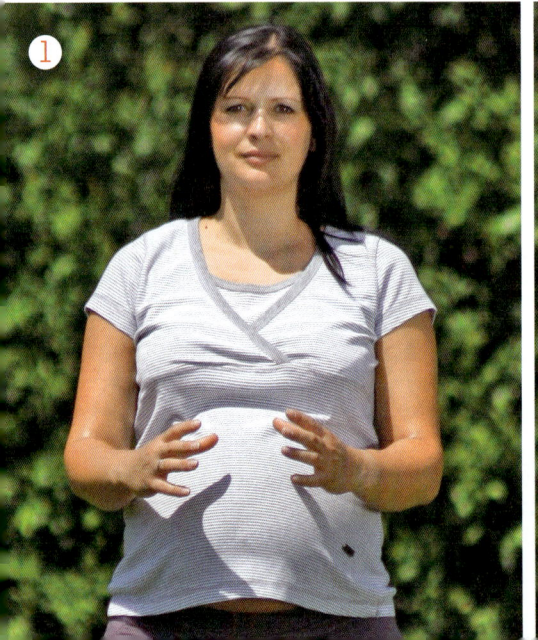
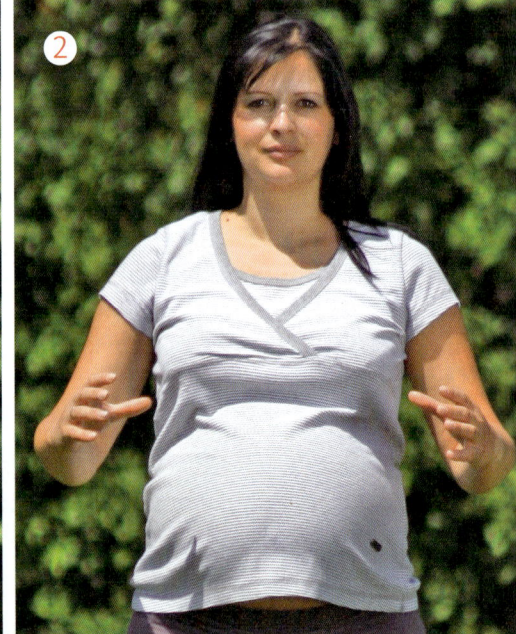

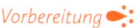
Variante mit Gewichtsverlagerung

Sie kräftigt zusätzlich die Beinmuskulatur und sorgt für einen
guten Stand

Ausführung
Nun üben Sie mit Gewichtsverlagerung weiter. Dazu machen Sie
einen kleinen Schritt zur Seite,
sodass die Füße mehr als schulterbreit auseinander stehen. Ihre
Hände halten den imaginären Ball
vor dem Bauch. Sie verlagern Ihr
Gewicht auf das linke Bein und
nehmen den Ball mit nach links.
Dann bringen Sie Ihr Gewicht
wieder gleichmäßig auf beide
Beine, also in die Mitte. Von dort
verlagern Sie das Gewicht nach
rechts und nehmen dabei den Ball
mit.

Atmung
Atmen Sie möglichst immer zu einer Seite ein und zur anderen aus.

Tipp
Die Bewegung kommt aus der
Hüfte, nicht aus den Armen. Las-
sen Sie beide Fersen am Boden.

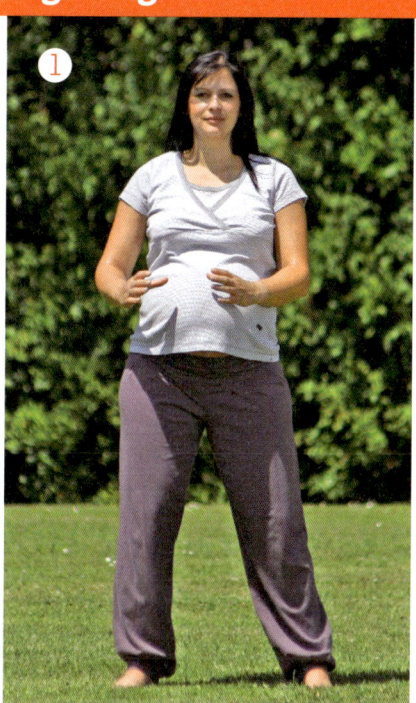

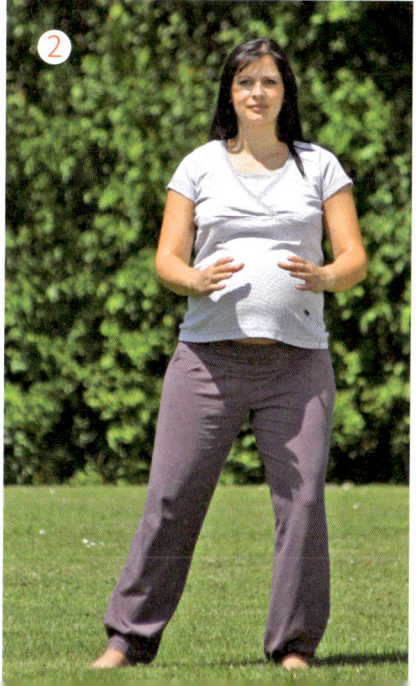

3. Voll und leer und im Fluss sein

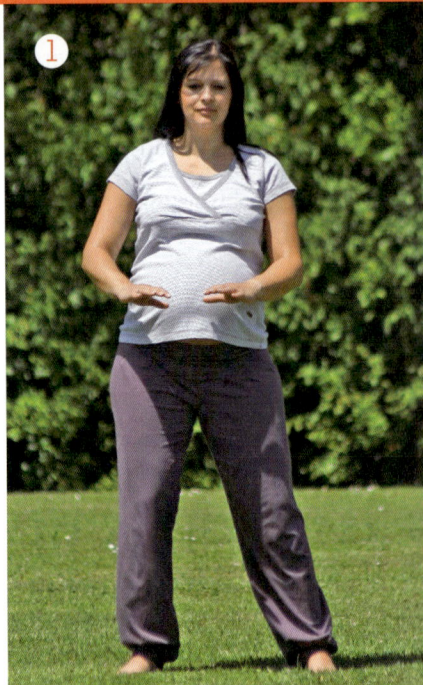

Diese Übung ist gut für die Beinmuskulatur – vor allem der Oberschenkel – und
für einen sicheren Stand. Sie bringt den
Körper in eine entspannte Schwingung.

Ausführung
Stellen Sie Ihre Füße etwas weiter als
schulterbreit auseinander. Sie stehen immer
noch im Parallelstand. Verlagern Sie jetzt
ganz langsam ihr Gewicht auf ihr linkes
Bein, Ihr rechtes Bein wird leer (unbelastet).
Dann schieben Sie Ihr Gewicht zurück und
auf das rechte Bein. Jetzt ist Ihr linkes Bein
leer. Bleiben Sie in dieser langsamen Hin-
und-her-Bewegung, bis sie Ihnen vertraut
ist. Dann nehmen Sie Ihre Hände dazu.
Sie legen in Gedanken die Handflächen
auf einen großen Wasserball und streichen
über seine Rundung. Dies geschieht, indem
Sie Ihr Gewicht verlagern und dabei den
Körper mit zur Seite, nach links, nehmen.
Nun bringen Sie Ihren Körper zurück in
die Ausgangsposition und sinken dann im
Ausatmen zur rechten Seite. Wiederholen
Sie diese Übung zu jeder Seite mehrmals.

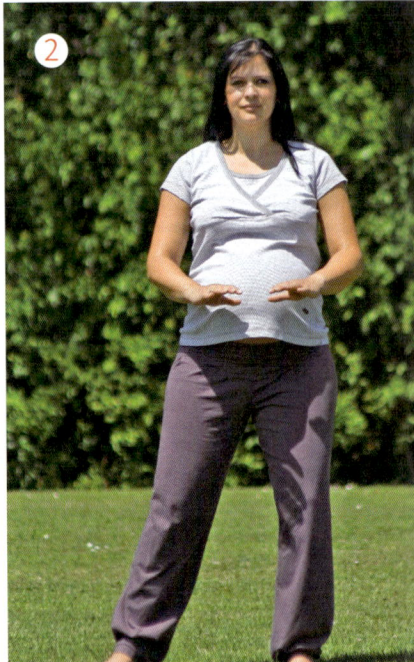

Atmung
Atmen Sie möglichst immer zu einer Seite
ein und zur anderen aus.

Tipp
Sie machen die Bewegung nicht mit den
Händen und Armen, sondern mit dem
Körper. Wieder ist unter Ihren Achselhöh-
len Platz.

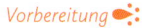

4. Das Auf und Ab – einfach locker nehmen

Diese Übung unterstützt die Atmung. Sie entspannt Nacken und Schultern und wirkt sich positiv auf die Körperhaltung aus. Sie lockert Hand-, Ellbogen- und Schultergelenke und verbindet Ruhe und Bewegung.

Ausführung

Sie stehen im schulterbreiten Stand. Stellen Sie sich vor, Sie stehen bis zum Bauch in einem See oder im Meer. Vor Ihnen schwimmt ein großer, bunter Wasserball. In Brusthöhe legen Sie ganz bequem Ihre Hände auf diesen Ball. Beim Ausatmen drücken Sie den Wasserball tiefer ins Wasser. Ihre Hände sinken langsam bis zum Unterbauch. Wenn Sie einatmen, steigt der Wasserball ganz von alleine und trägt Ihre Hände zur Ausgangshöhe hinauf.
Wiederholen Sie dieses Steigen und Sinken der Hände noch eine Weile und lassen Sie dabei Ihren Körper mitsteigen und -sinken.

Atmung

Einatmen, wenn die Hände und der Körper steigen. Ausatmen, wenn der Körper und die Hände sinken.

Tipp

Bleiben Sie aufrecht – egal, ob es auf oder ab geht! Lassen Sie Luft unter den Achselhöhlen.

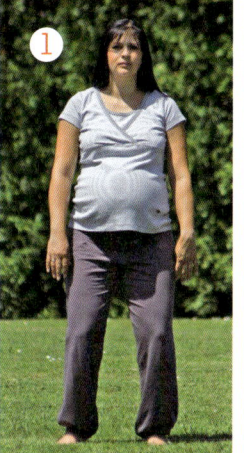
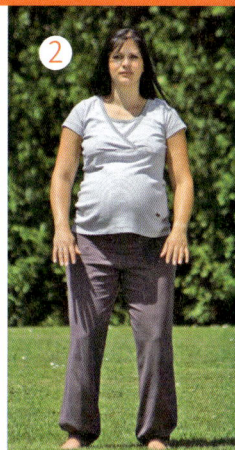
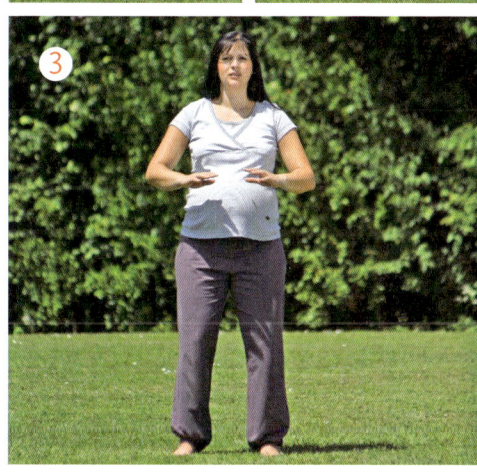
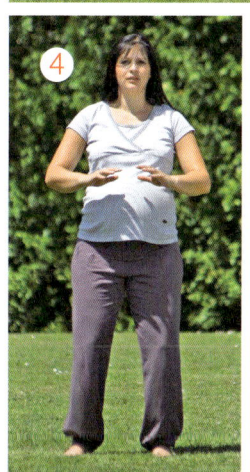
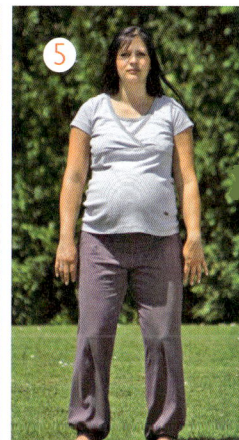

5. Die ultimative Anti-Stress-Übung

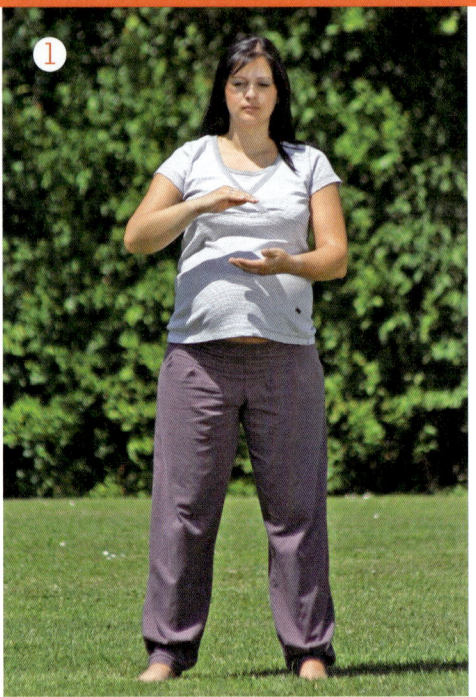

Diese Übung ist gut für einen sicheren Stand, sie lockert Schultern, Handgelenke und Finger; sie gleicht rechts und links aus und ist der ultimative Stress-Killer.

Ausführung

Sie stehen in der Grundhaltung und halten einen kleinen imaginären Qi-Ball vor dem Unterbauch. Dabei trägt Ihre linke Hand den Ball und die rechte liegt auf dem Ball. Während Sie einatmen, ziehen Sie beide Hände etwas nach links, lassen dabei die linke Hand bis knapp über die Ausgangshöhe der rechten Hand steigen und drehen die Handflächen zueinander. Beim Ausatmen bringen Sie beide Hände zurück vor den Unterbauch. Wiederholen Sie diese Übung nach rechts, sodass eine liegende Acht vor Ihrem Körper entsteht.

Atmung

Sie atmen ein, wenn die Hände zur Seite nach oben steigen. Sie atmen aus, wenn die Hände zur Mitte sinken.

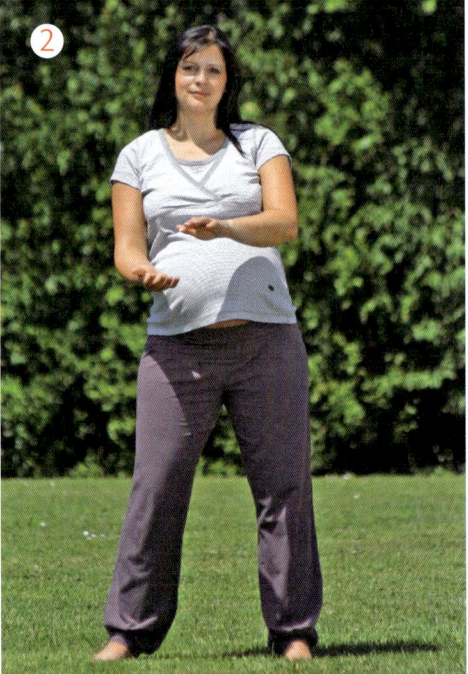

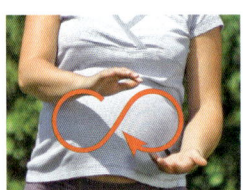

Variante mit Körperdrehung

Die Variante mobilisiert die Lendenwirbelsäule und macht eine bewegliche und schlanke Taille.

Ausführung
Sie bleiben im gut schulterbreiten Stand und Ihr Gewicht ist gleichmäßig auf beide Beine verteilt. Wieder halten Sie einen kleinen Ball imaginären Ball vor dem Unterbauch. Nun lassen Sie im Einatmen die linke Hand hoch nach links hinten steigen. Die rechte Hand folgt in Brusthöhe. Dabei dreht sich die Wirbelsäule mit. Ihre Augen folgen der Bewegung. Im Ausatmen drehen Sie beide Handflächen, bis sie zueinander zeigen, und bringen beide Hände vor den Bauch. Nun zeigt Ihr Nabel wieder nach vorne.
Wichtig: Beide Füße bleiben auf dem Boden!

Atmung
Sie atmen ein, wenn Sie sich nach hinten wenden. Sie atmen aus, wenn Sie die Hände vor den Bauch bringen.

Tipp
Machen Sie die Bewegung nicht zu eng am Körper. Ihre Oberarme sollten nicht am Körper anliegen. Bleiben Sie aufrecht und mit beiden Füßen auf dem Boden!

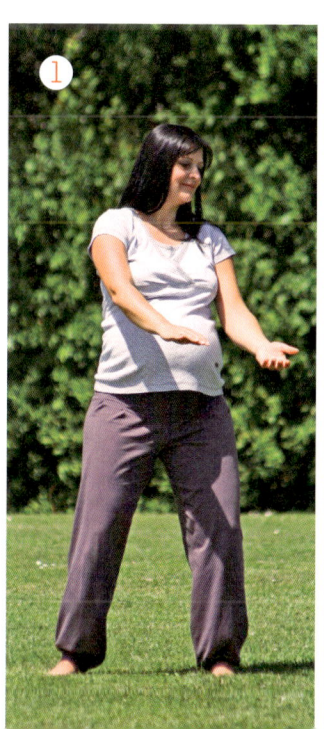
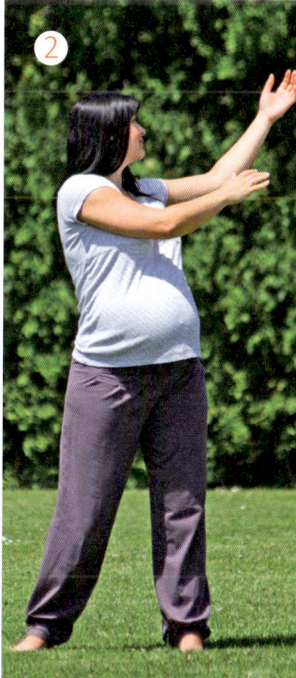
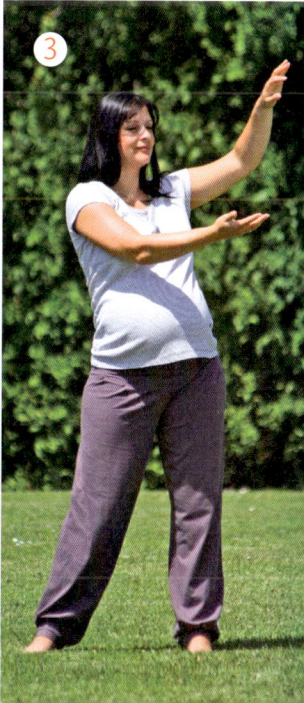

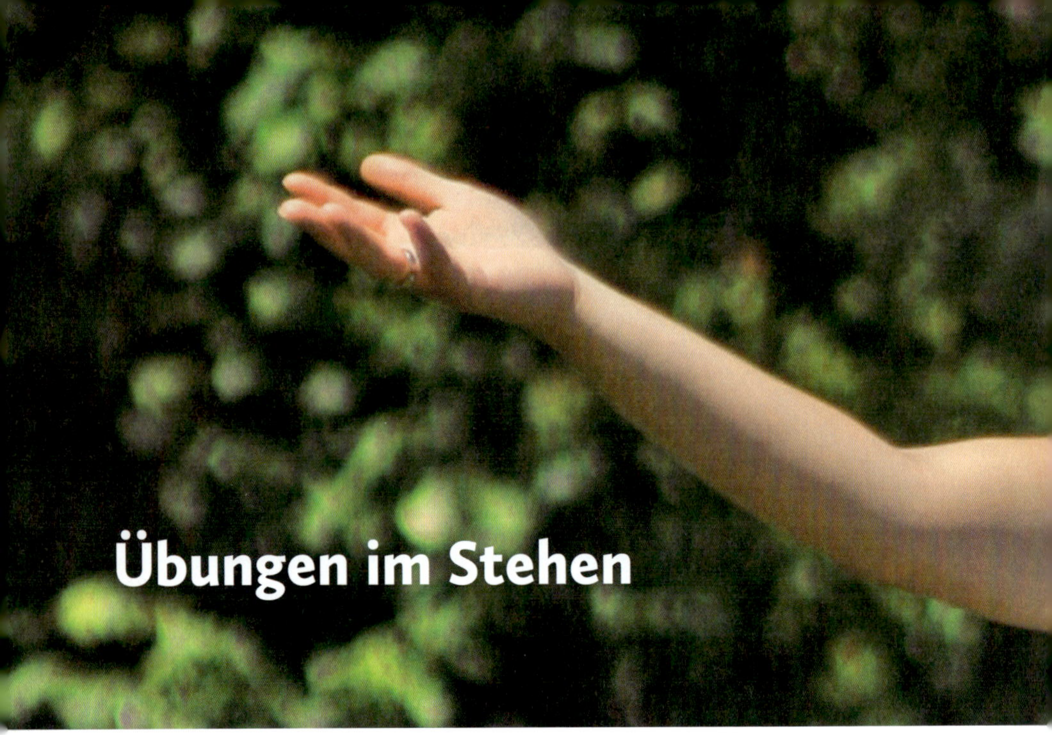

Übungen im Stehen

Die 18 Bewegungen des Tai Chi Qi Gong verbinden in einzigartiger Weise die Prinzipien des Tai Chi und Qi Gong und sind leicht zu erlernen. Für den hier vorgestellten Übungszyklus habe ich 13 Bewegungen ausgewählt, die für die Schwangerschaft und die erste Zeit als Mutter besonders wertvoll sind. Alle Übungen unterstützen die Atmung, die Haltung und den Beckenboden.

Wichtige Symbole

 *Falls Sie längere Zeit kaum Sport getrieben haben und sich nur wenig bewegt haben, sollten Sie Übungen, die mit diesem Symbol gekennzeichnet sind, zunächst auslassen. Nach kurzer Übungzeit gelingen auch diese problemlos.*

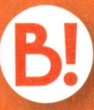 *Einige Übungen zeigen das Symbol für „Bauch". Diese Übungen können und dürfen Sie so lange ausführen, bis Ihr Bauch im Weg ist. Nach der Schwangerschaft sind wieder alle Übungen möglich. Der Zeitpunkt ist von Mutter zu Mutter unterschiedlich; bitte hören Sie gut in Ihren Körper hinein.*

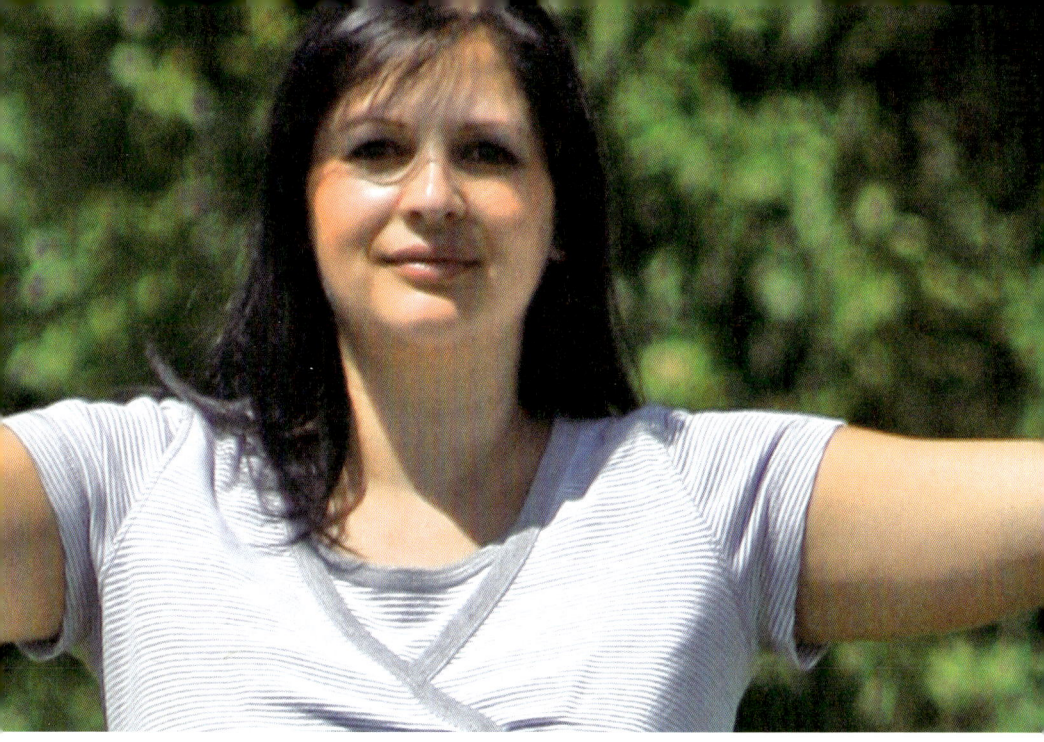

Sie können mit diesen Übungen aber nicht nur Ihre Beweglichkeit erhalten und verbessern: Jede Bewegung ist Erholung und Regeneration für Körper, Geist und Seele.

Alle Übungen können so lange ausgeführt werden, wie es Ihre körperliche Verfassung zulässt. Sie können alle 13 Bewegungen am Stück ausführen, Sie können aber auch nach Belieben einzelne Übungen auswählen, die Ihnen besonders guttun oder zusagen.

Der Hinweis *Beckenboden!* soll Sie daran erinnern, dass Sie die Beckenbodenmuskulatur verstärkt mittrainieren können: Im Einatmen ziehen Sie den Beckenboden nach oben, im Ausatmen lassen Sie los und entspannen (vgl. S. 26).

Außerdem können Sie nach der Geburt Ihres Kindes am Schluss jeder Übung die Hände auf dem Unterbauch, dem Dantien, ablegen. Hier ist Ihre Energiesammelstelle, die Sie mit den Übungen aufladen können. Ihr Kind und Ihr Partner werden sich über Sie als energievolle, ausgeglichene Mama freuen. Während der Schwangerschaft jedoch halten Sie sich bitte an die Anleitung zum Übungsabschluss, die Ihre Hände zu anderen Körperteilen führt. Das ist bewusst so gewählt, damit Ihr Baby nicht zu viel Energie abbekommt (vgl. S. 14).

Zum Abschluss Ihres persönlichen Übungszyklus empfiehlt sich außerdem ein kleines Ritual (vgl. S. 68).

1. Das Chi wecken

Hier wird das Zur-Ruhe-Kommen geübt. Diese Übung aktiviert die Wirbelsäule, die Schulter- und Handgelenke und kräftigt die Beine. Sie ist gut für das Herz, reguliert den Blutdruck und die Atmung, fördert die Regeneration und sorgt für innere Ruhe und guten Schlaf. Außerdem aktiviert sie den Lungen-, Leber- und Herzmeridian.

Ausführung

Sie stehen in der Grundstellung, die Arme hängen locker an den Körperseiten, Ihre Knie sind leicht gebeugt. Lassen Sie die Arme, mit den Handflächen nach unten zeigend, vor dem Körper ganz locker bis in Schulterhöhe steigen und atmen Sie dabei ein. Die Ellbogen zeigen nach außen und sind tiefer als die Handgelenke. Die Hände hängen entspannt an den Handgelenken. Nun senken Sie die Ellbogen ab und ziehen dabei die Hände in Richtung Schlüsselbein.
Sie atmen aus und senken die Hände vor dem Körper bis zum Unterbauch. Zuerst zeigen ihre Handflächen, dann auch die Fingerspitzen nach unten. Dabei sinken Sie leicht in die Knie.

Atmung

Einatmen, wenn die Arme steigen. Ausatmen, wenn die Arme sinken. ***Beckenboden!***

Abschluss

Hände locker auf den Unterbauch legen (während der Schwangerschaft: Hände locker an der Körperseite hängen lassen).

Imagination

Stellen Sie sich wieder vor, Sie sind im Urlaub. Sie stehen im Meer oder in einem See. Das Wasser ist herrlich warm. Vor Ihnen liegt dieser große Wasserball. Sie drücken ihn unter Wasser und lassen dann vom Ball Ihre Arme nach oben tragen. Genießen Sie die Lockerheit in Ihren Schultern und Armen.

Tipp

Spüren Sie in die Aufrichtung! Die Wirbelsäule bleibt während der ganzen Übung aufrecht. Nach dieser Übung gehen Sie hocherhobenen Hauptes durch den Tag!

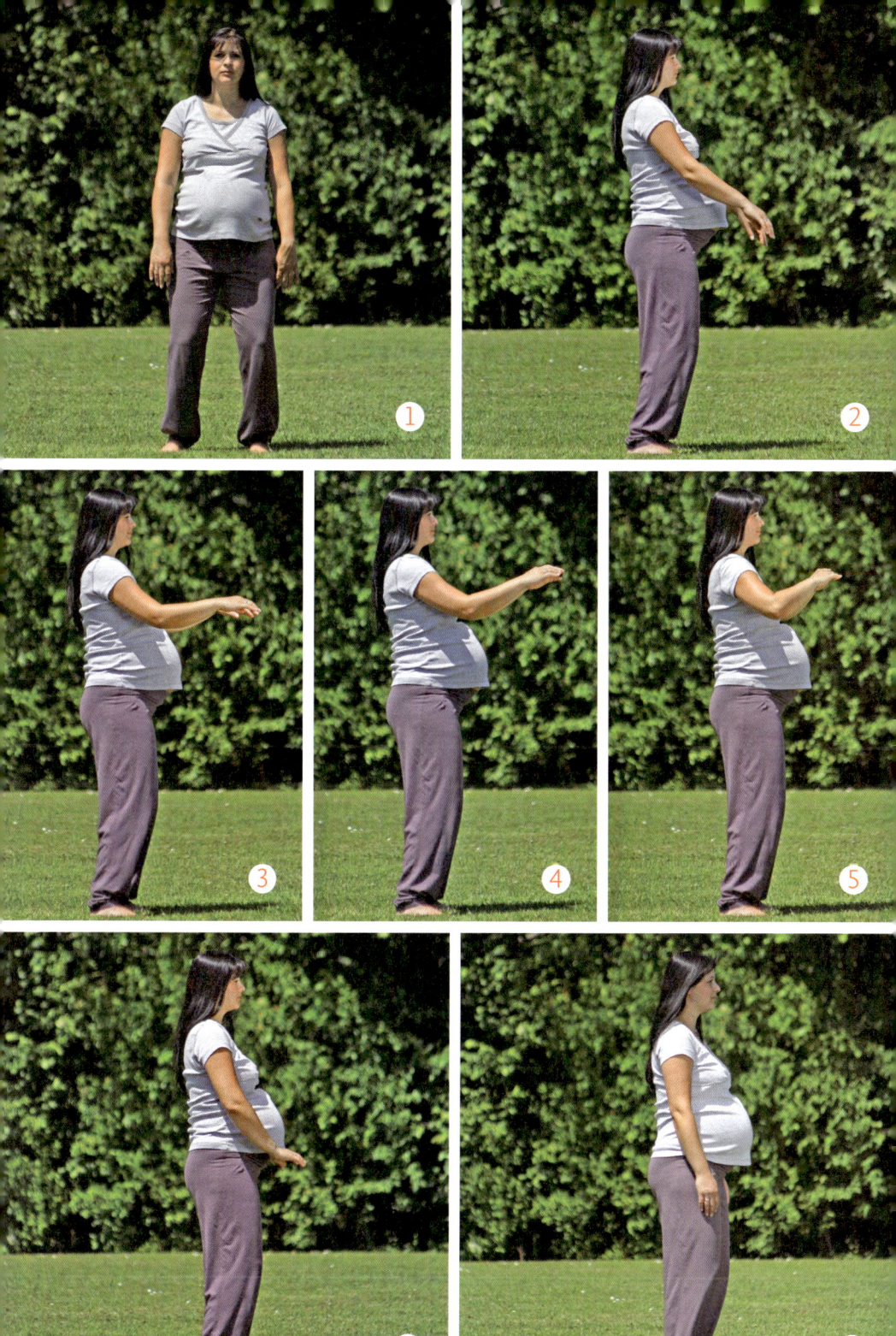

2. Den Brustkorb öffnen

Hier wird das Öffnen und Schließen geübt. Diese Übung lockert Schulter-, Ellbogen- und Handgelenke. Sie entspannt das Zwerchfell und verbessert die Atmung, die Laune und die Konzentration. Außerdem aktiviert sie den Lungen- und Herzmeridian.

Ausführung
Sie stehen in der Grundstellung und lassen wie bei Übung 1 beim Einatmen die Arme locker vor dem Körper bis in Schulterhöhe steigen. Dann drehen Sie die Fingerspitzen zueinander und öffnen beim Ausatmen die Arme.
Wenn Sie von der Vorstellung her einen großen Ball vor sich halten, heben Sie zuerst die Handgelenke etwas an, dabei zeigen die Fingerspitzen etwas nach unten. Dann setzen Sie die Handkanten, als ob Sie sie abstützen würden, dabei zeigen die Fingerspitzen leicht nach oben.
Im Einatmen bringen Sie die Hände wieder zusammen und senken sie im Ausatmen ab, dabei sinken Sie wieder leicht in die Knie.

Atmung
Einatmen, wenn die Hände steigen. Ausatmen, wenn Sie die Arme öffnen.

Einatmen, wenn Sie die Handgelenke anheben. Ausatmen, wenn Sie die Handkanten setzen. Einatmen, wenn die Hände zusammenkommen. Ausatmen, wenn die Arme sinken. ***Beckenboden!***

Abschluss
Hände locker auf den Unterbauch legen (in der Schwangerschaft: Hände locker an der Körperseite hängen lassen).

Imagination
Wenn Sie die Arme öffnen, stellen Sie sich vor, Sie schieben einen Vorhang zur Seite und sehen jetzt etwas, das Ihnen besonders gefällt und guttut: den Blick auf eine Gegend, in der Sie gerne Urlaub machen, Ihr Lieblingstier oder Ihren Lieblingsmenschen. Das Gefühl, das Sie bei diesem Anblick haben, holen Sie in der schließenden Bewegung zu Ihrem Herzen. Genießen Sie dieses Gefühl! Vielleicht möchten Sie dieses Gefühl an Ihr Baby/Kind weitergeben. Dann tun Sie es!

Tipp
Bleiben Sie in dieser Übung in den Armen entspannt und rund! Spüren Sie, wie sich Ihr Brustkorb weitet und wie leicht Ihr Atem fließt.

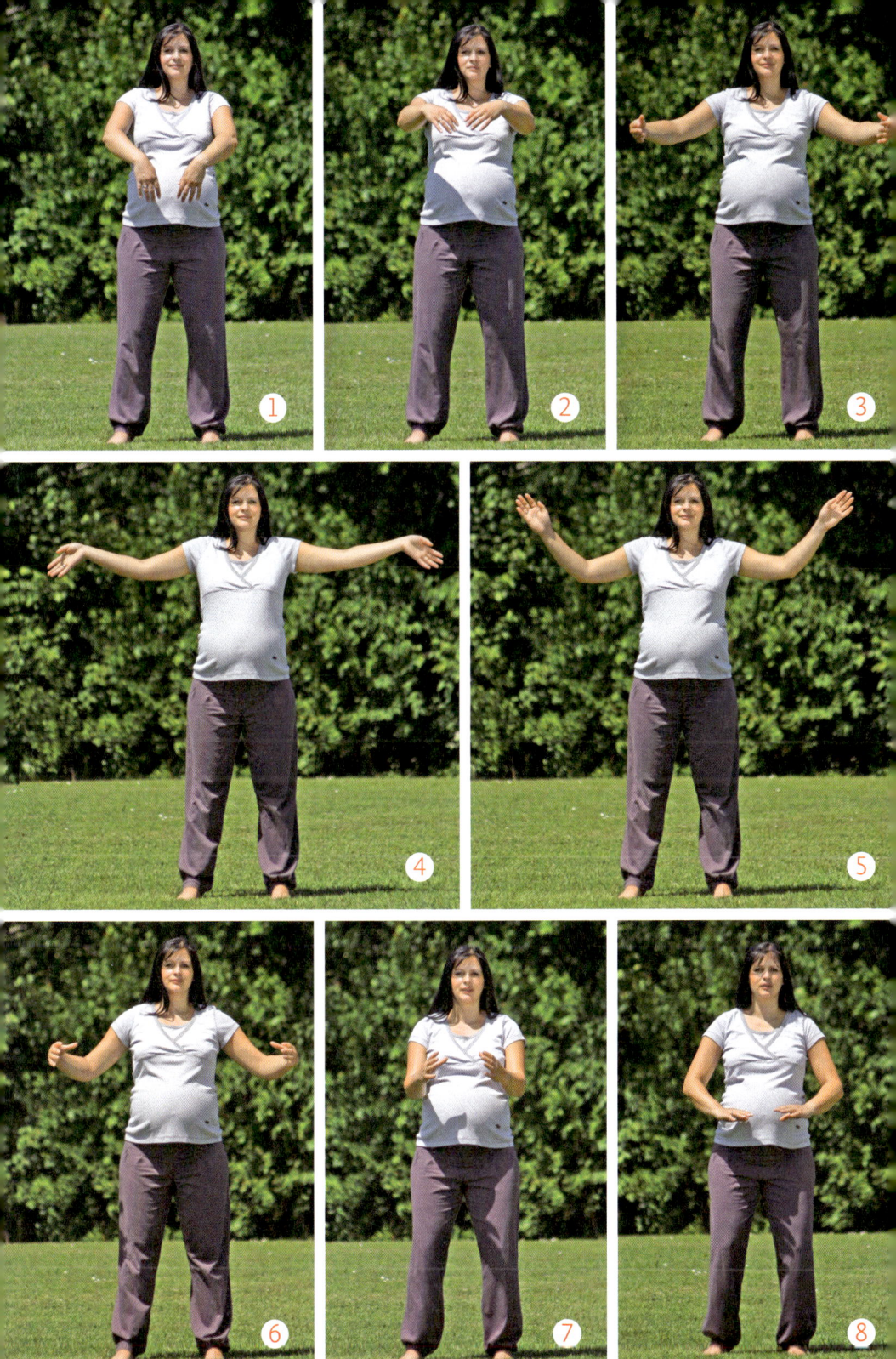

3. Den Regenbogen schwingen

Hier wird Ausgleichen geübt. Diese Übung macht Wirbelsäule, Schulter-, Ellbogen- und Handgelenke locker und beweglich. Sie sorgt für gute Laune, eine gute Verdauung und verhilft so zu einer schlanken Taille. Außerdem aktiviert sie den Gallenblasen-, Leber- und Nierenmeridian.

Ausführung

Sie stehen in der Grundhaltung mit etwas breiterem Stand, das Gewicht gleichmäßig auf beiden Beinen, und legen Ihre Handflächen aufeinander. In dieser Gebetshaltung bringen Sie die Arme über den Kopf. Dort trennen Sie die Hände. Die linke Handfläche zeigt nun zum Bai Hui, zum Scheitel, die rechte Handfläche zeigt nach oben. Der rechte Arm sinkt auf Schulterhöhe. Ihr Blick folgt der sinkenden Hand. Gleichzeitig wird das Gewicht auf links verlagert und der rechte Fuß auf die Zehenspitze gestellt.
Die Bewegung nach rechts wiederholen.

Atmung

Einatmen, wenn die Hände über den Kopf steigen. Ausatmen, wenn eine Hand sinkt.
Wenn der Atem langsamer fließen kann: zu einer Seite einatmen, zur anderen aus.

Abschluss

Hände locker auf den Unterbauch legen (während der Schwangerschaft: Hände zusammenbringen und in Gebetshaltung vor dem Körper absenken).

Imagination

Stellen Sie sich einen Regenbogen in schimmernden Farben vor. Spüren Sie in die Farben hinein. Vielleicht tut Ihnen heute eine Farbe ganz besonders gut. Bewegen Sie den bunten Regenbogen genussvoll über sich.

Tipp

Die Hüfte macht in der Gewichtsverlagerung nur eine minimale Bewegung. Schieben Sie die Hüfte nicht zu sehr zur Seite. Spüren Sie in die seitliche Dehnung!
Diese Übung ist gut für die Taille: Freuen Sie sich auf Ihre straffe Taille.

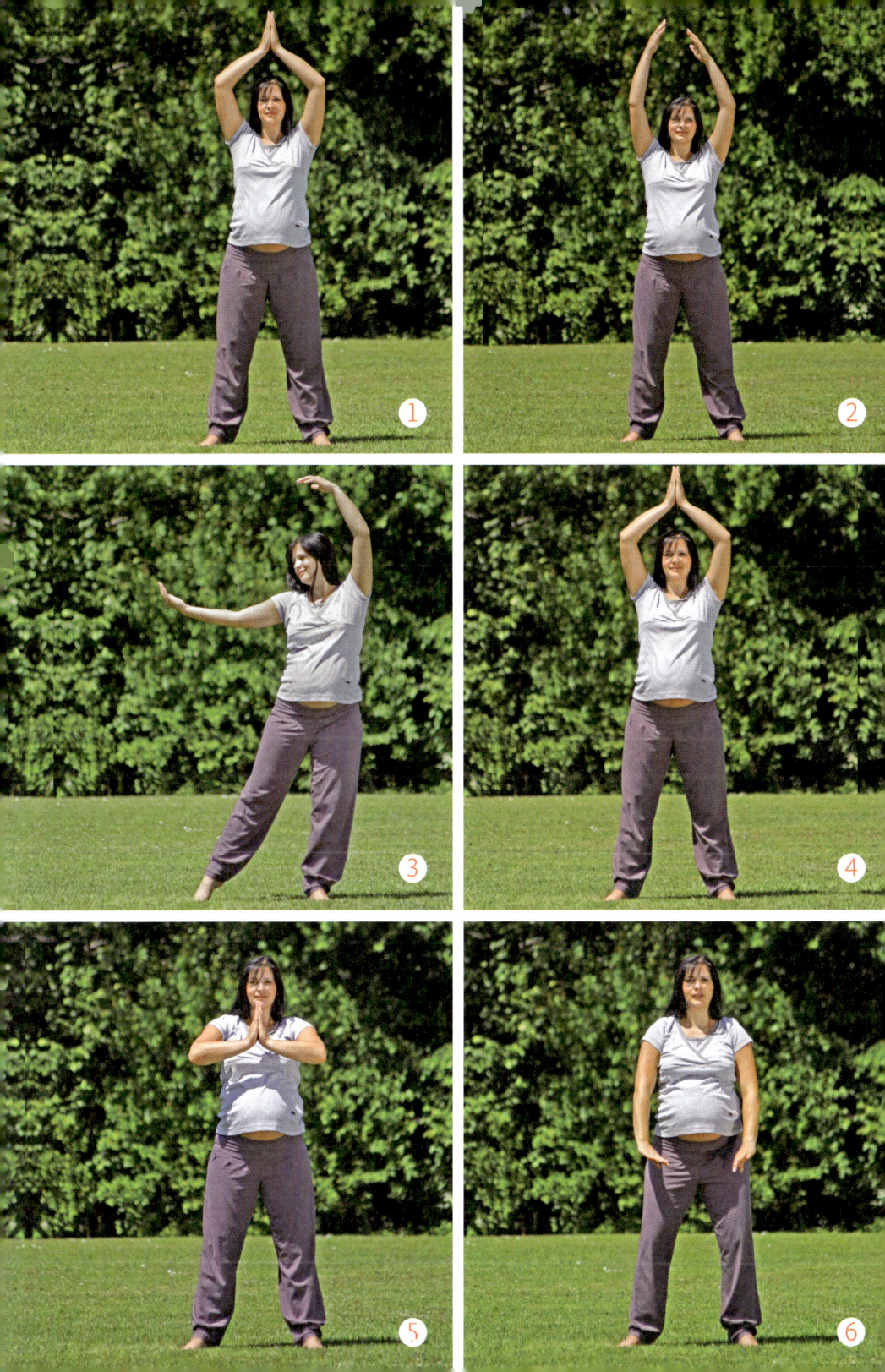

4. Die Wolken teilen

Hier werden das Ausweiten und das Zusammenziehen geübt. Diese Übung richtet die Wirbelsäule auf, kräftigt die Beine und den Beckenboden. Sie mobilisiert Schultern, Handgelenke und Nacken, reguliert Atmung und Kreislauf und sorgt für gute Laune. Außerdem aktiviert sie den Gallenblasen- und Herzmeridian.

Ausführung

Sie stehen in der Grundhaltung mit etwas breiterem Stand und bleiben während der ganzen Übung aufrecht und vollflächig auf beiden Füßen. Ihr Gewicht ist gleichmäßig verteilt. Sie kreuzen die Hände vor dem Unterbauch an den Handgelenken. Im Einatmen trägt der untere, linke Arm den oberen rechten bis in Augenhöhe. Ihr Blick geht mit. Dann trennen Sie die Hände, lassen Ellbogen und Schultern entspannt sinken und bringen Ihre Arme in einer Kreisbewegung zurück zum Unterbauch. Dabei atmen Sie aus und sinken leicht in die Knie.
Nun wiederholen Sie die Übung und wechseln die Arme: Das rechte Handgelenk bringt das linke nach oben.

Atmung

Einatmen, wenn die Arme steigen. Der Körper richtet sich auf. Ausatmen, wenn die Arme sinken. Dabei leicht in die Knie sinken. ***Beckenboden!***

Abschluss

Hände locker auf den Unterbauch legen (während der Schwangerschaft: Hände locker an der Körperseite hängen lassen).

Imagination

Stellen Sie sich vor, Sie schieben graue Wolken zur Seite. Der Himmel wird blau, die Sonne strahlt: Sie erstrahlen auch! Genießen Sie die Wärme der Sonnenstrahlen!

Tipp

Schieben Sie die Wolken beherzt zur Seite! Bleiben Sie während der Übung in den Ellbogen und Handgelenken locker. Spüren Sie, wie angenehm sich Ihre Schultern senken?

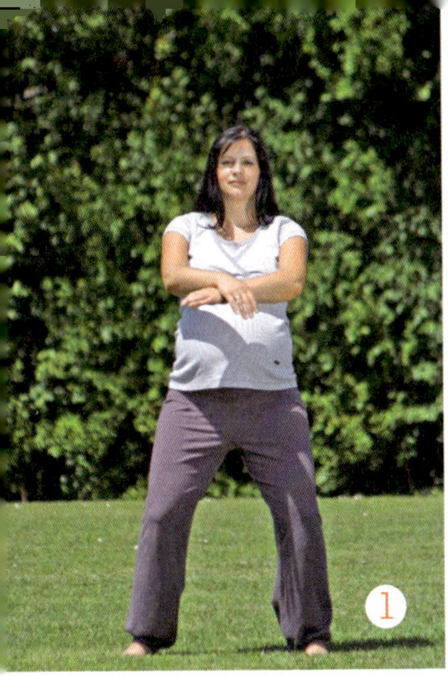

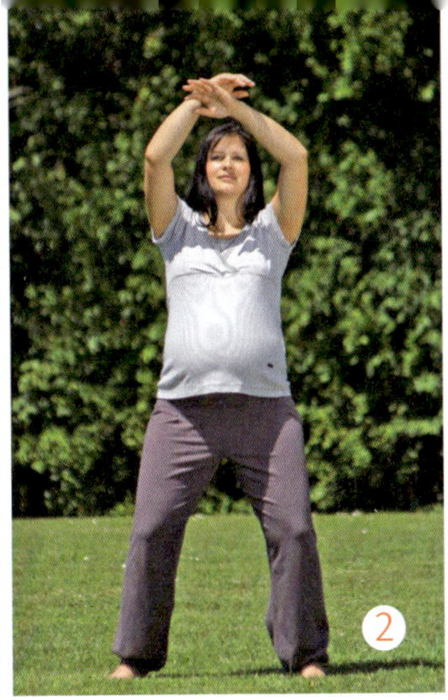

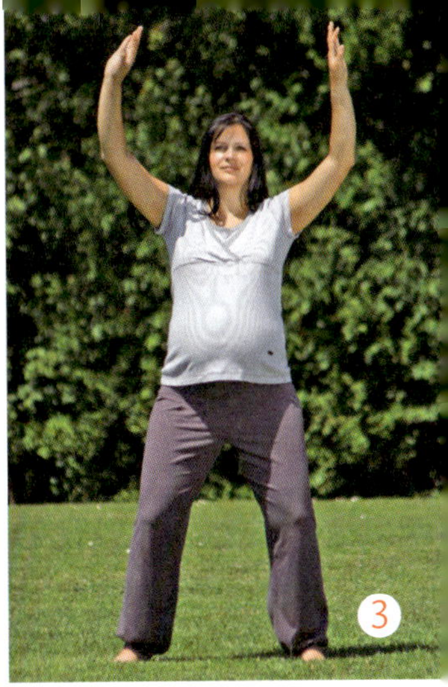

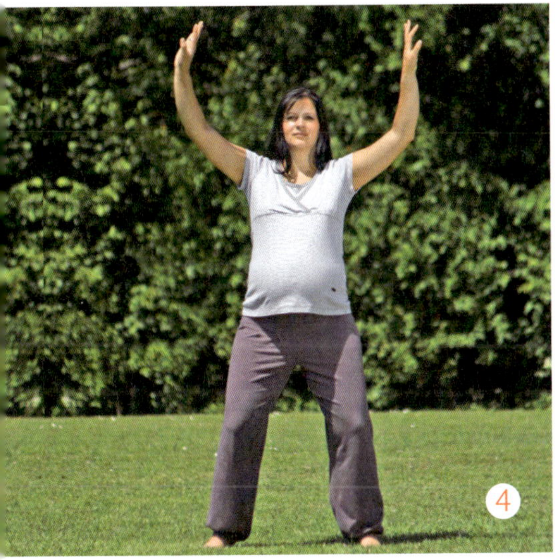

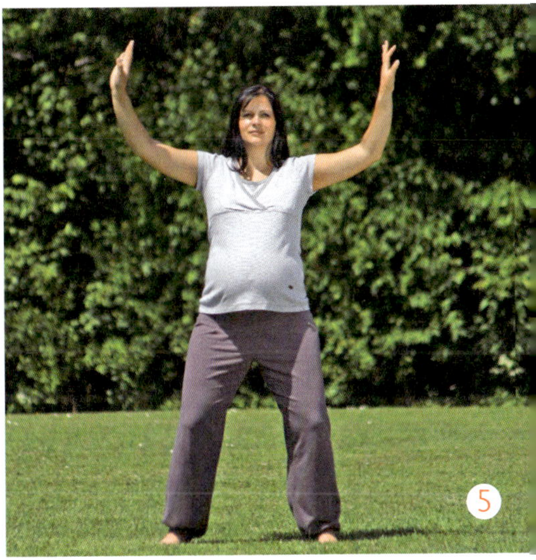

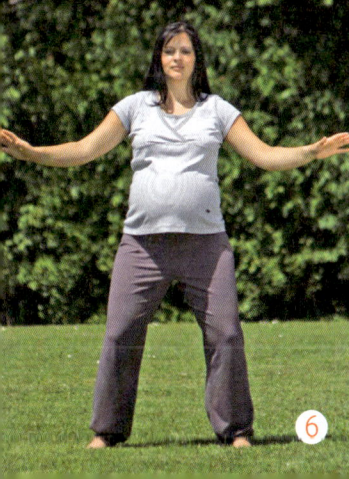
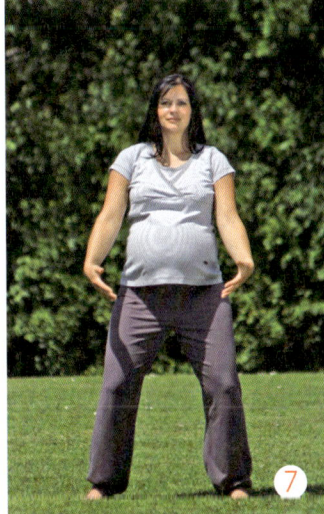
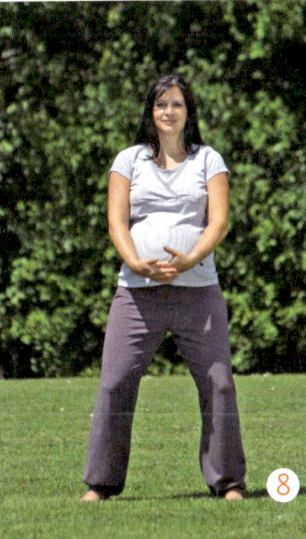

5. Rudern über den See

Hier werden das Loslassen und das Festhalten geübt. Diese Übung tut der Wirbelsäule gut. Sie kräftigt die Beine, mobilisiert Knie, Schultern und Finger, unterstützt die Funktion von Magen, Darm und Nieren sowie die Atmung und die Nerven. Außerdem aktiviert sie den Herz-, Lungen- und Dickdarmmeridian.

Ausführung

Sie stehen in der Grundhaltung auf beiden Beinen und haben das Gewicht gleichmäßig verteilt. Drehen Sie die Handflächen ganz nach vorne. Dabei dreht sich der ganze Arm und die Schulter mit. Nun bringen Sie die Arme in einer Kreisbewegung über den Kopf. Wenn möglich: Dehnen Sie sich nach oben! Die Handflächen drehen sich dabei automatisch zueinander. Nun lassen Sie die Schultern etwas sinken und drehen die Handflächen nach vorne, Sie bringen jeden Finger einzeln zur Handmitte. Der Mittelfinger beginnt.

Dann senken Sie die Fäuste vor dem Körper langsam ab und sinken dabei deutlich in die Knie. In Höhe der Taille stellen Sie die Handgelenke auf, bringen sie zur Seite, öffnen sie dynamisch und atmen dabei kräftig aus.

Atmung

Einatmen, wenn die Arme steigen. Kräftig ausatmen beim Öffnen der Fäuste. *Beckenboden!*

Abschluss

Hände locker auf den Unterbauch legen (während der Schwangerschaft: Hände locker an der Körperseite hängen lassen).

Imagination

Stellen Sie sich vor, Sie gehen bei einem Wettrudern als Erste über die Ziellinie und lassen jetzt erschöpft, aber überglücklich die Ruder ins Wasser fallen. Genießen Sie den Triumph der Siegerin nach der Anstrengung.

Tipp

Genießen Sie das Loslassen, das Öffnen der Fäuste! Spüren Sie, wie gut es sich anfühlt, wenn Sie die Handflächen und Arme nach vorne drehen. Spüren Sie, wie frei ihr Brustraum wird, wie Sie sich innerlich aufrichten.

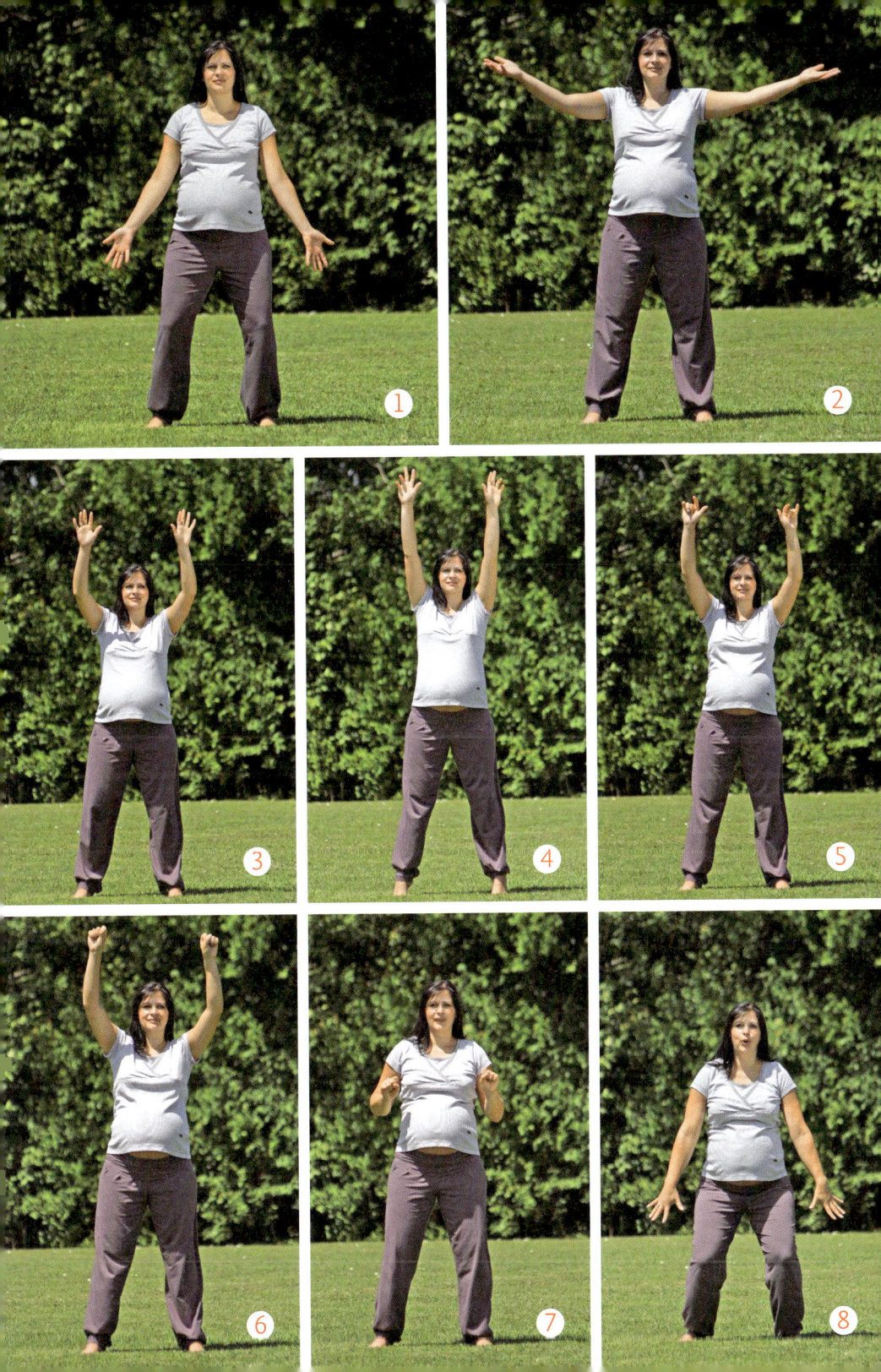

6. Die Taille drehen und mit der Hand stoßen

Hier werden Festhalten und Loslassen geübt. Diese Übung kräftigt die Beine und macht die Schulter-, Hand- und Fingergelenke beweglicher. Sie unterstützt die Funktion von Nieren, Milz, Nerven und Atmung. Sie fördert die Durchblutung sowie die Konzentration und Regeneration. Außerdem aktiviert sie den Milz-, Herz- und Dünndarmmeridian.

Ausführung

Sie stehen in der Grundstellung, im gut schulterbreiten Stand. Ihre Arme sind entspannt an den Körperseiten.
Sie schließen die Hände locker zu Fäusten und bringen diese auf den Hüftkamm. Das Faustherz schaut nach oben. Drehen Sie die rechte Hüfte leicht nach vorne links und stoßen Sie mit der rechten Faust beim Ausatmen in die Diagonale nach links, dabei zeigt der Handrücken nach oben. Nun öffnen Sie Ihre Faust langsam und drehen die Handfläche nach oben. Beim Einatmen ziehen Sie die Hand sanft zurück zur Hüfte und bringen die Hüfte in die Ausgangsposition. Dann wiederholen Sie die Übung mit der linken Faust.
Übung je Seite viermal wiederholen.

Atmung

Ausatmen, wenn Sie stoßen. Einatmen, wenn Sie die Hände zurückziehen.

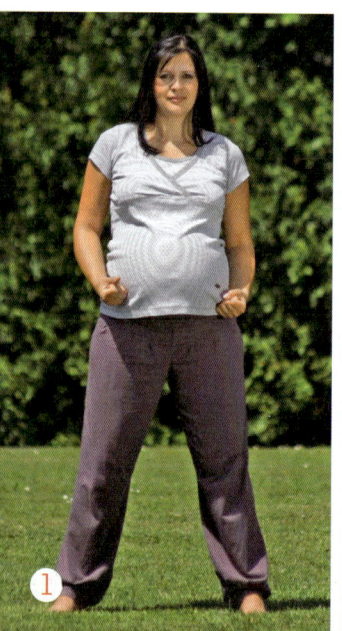 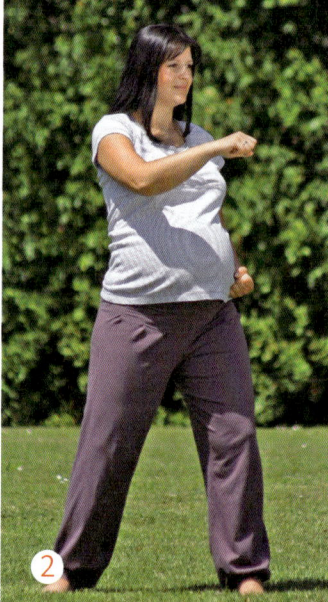 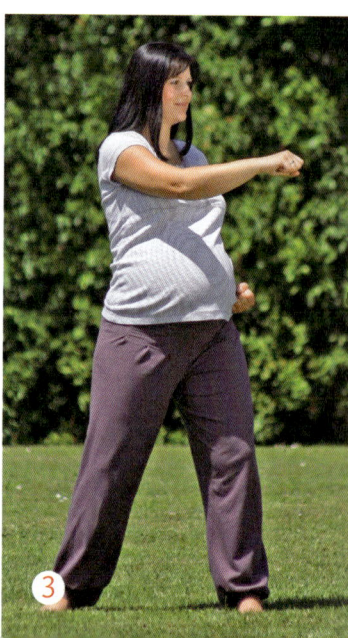

Abschluss

Hände locker auf den Unterbauch legen (während der Schwangerschaft: Hände locker an der Körperseite hängen lassen).

Imagination

Diese Übung hat noch einen anderen Namen: das Schlechte wegschieben und das Gute herholen. Stellen Sie sich ruhig vor, wen oder was Sie wegboxen oder wegschieben möchten. Sie dürfen dabei auch ganz grimmig blicken. Das stärkt die Augenmuskulatur. Wenn Sie die Hand zurückziehen, dann stellen Sie sich konkret vor, was Sie heranholen möchten. Holen Sie es vorsichtig, wie einen Schmetterling, damit Sie Ihren Wunsch sicher ans Ziel bringen!

Sie können sich auch vorstellen, dass Sie eine dunkle Wolke durchstoßen und mit der offenen Hand die Wärme der Sonne oder auch die ganze Sonne zu sich her ziehen.

Tipp

Strecken Sie Ihren Arm nie ganz durch. Üben Sie das kraftvolle Ausatmen und das sanfte Einatmen. Während der Übung stehen Sie mit beiden Füßen vollflächig am Boden.

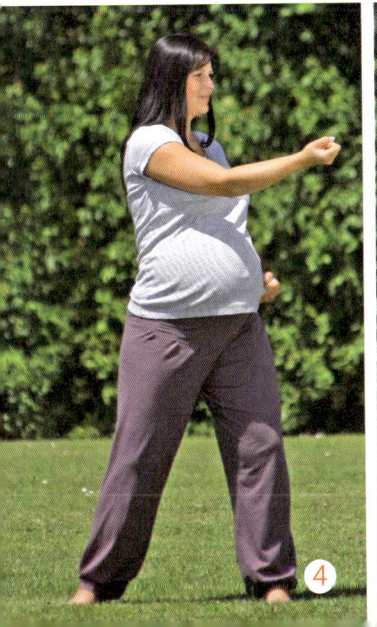
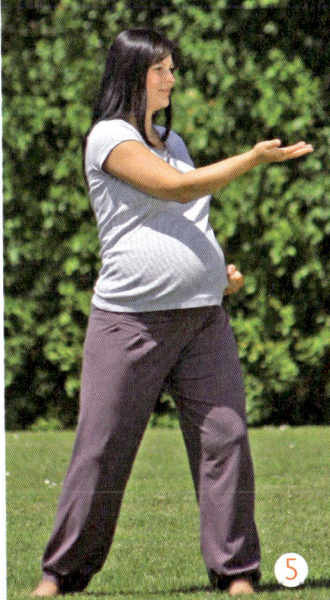
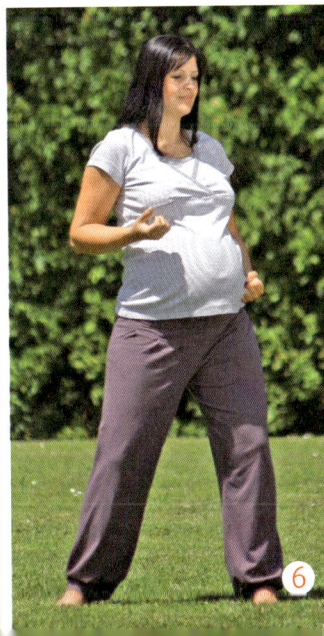

④ ⑤ ⑥

7. Der gelbe Drache kundet mit den Händen aus

Hier wird das Öffnen und Schließen geübt.

Diese Übung kräftigt die Beine und mobilisiert die Schultern, Ellbogen, Handgelenke und Finger. Sie unterstützt die Wirbelsäule und fördert die Funktion von Milz, Nieren und Lunge. Außerdem aktiviert sie den Lungen-, Dickdarm-, Herz- und Dünndarmmeridian.

Ausführung

Sie stehen in der Grundstellung. Ihre Arme sind entspannt an den Körperseiten. Sie machen eine lockere Faust und lassen, wie beim Chi-Wecken, die Arme entspannt vor dem Körper steigen. Dabei atmen Sie ein. Nun ziehen Sie die Ellbogen nach unten und richten die Fäuste auf. Sie öffnen die Hände, die Handflächen zeigen nach vorne. Dehnen Sie die Finger leicht und atmen Sie kräftig aus. Nun senken Sie die Hände bis zur Ausgangsstellung ab. Dabei sinken Sie leicht in die Knie.

Atmung

Einatmen, wenn die Arme steigen. Kräftig ausatmen beim Öffnen der Fäuste und Senken der Arme. ***Beckenboden!***

Abschluss

Hände locker auf den Unterbauch legen (während der Schwangerschaft: Hände locker an der Körperseite hängen lassen).

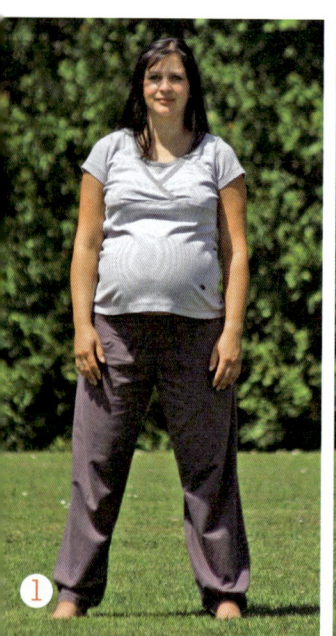

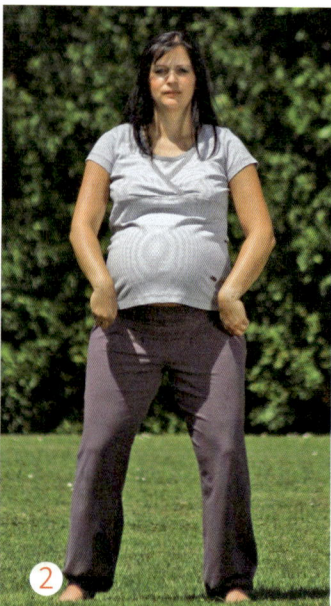

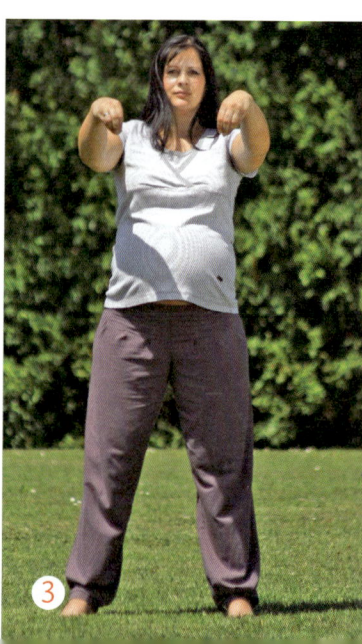

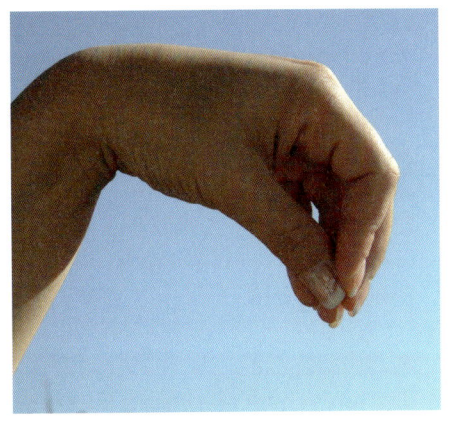

Imagination

Stellen Sie sich vor, Ihre Fingerspitzen sind voller Farbe. Im Sinken malen Sie vorsichtig die Luft an. Welche Farbe tut Ihnen heute gut?

Tipp

Lassen Sie die Hände über die Bewegung der Ellbogen und Handgelenke steigen und sinken. So bleiben Ihre Schultern locker und entspannt.

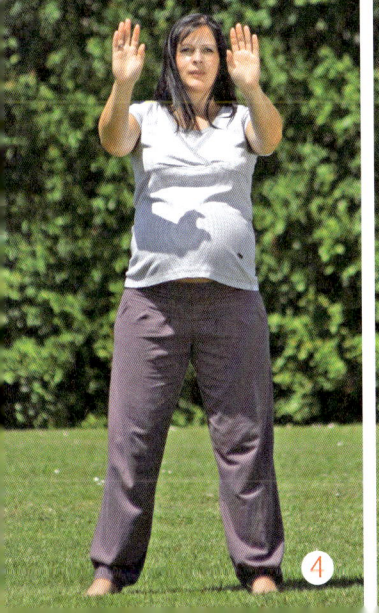

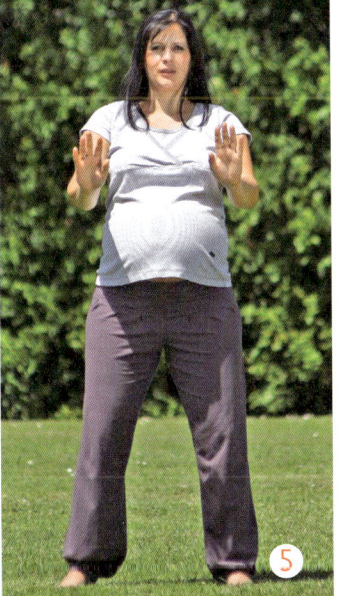

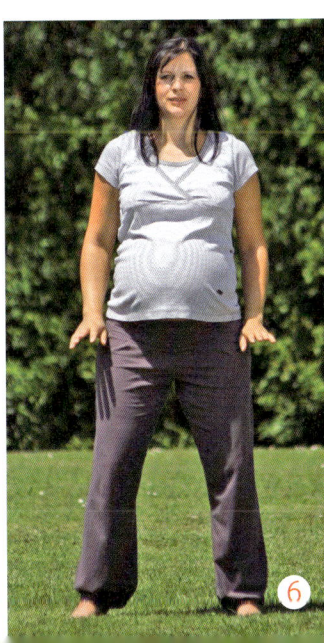

8. Unartige Kinder treten mit dem Fuß

Hier wird der Wille geübt. Diese Übung ist gut für die Beweglichkeit der Beine, Knie und Knöchel und für das Gleichgewicht. Sie lockert die Schultern und den Nacken, reguliert den Blutdruck und sorgt für guten Schlaf. Außerdem aktiviert sie den Nieren-, Blasen- und Lebermeridian.

Ausführung

Sie stehen in der Grundstellung. Spüren Sie in Ihren sicheren Stand. Ihr Blick geht nach vorne, Ihre Hände liegen auf den unteren Rippenbögen. Beim Einatmen verlagern Sie Ihr Gewicht auf das rechte Bein und ziehen das linke Knie hoch. Sie atmen aus und stoßen mit der Ferse nach vorne. Dabei sind die Zehenspitzen aufgerichtet. Im Einatmen ziehen Sie das linke Bein wieder zum Körper und stellen es im Ausatmen parallel zum rechten ab.

Nun machen Sie die Übung mit dem anderen Bein und wiederholen sie achtmal.

Atmung

Einatmen, wenn Sie das Bein heben und anziehen. Kräftig ausatmen beim Treten.
Einatmen, wenn Sie das Bein anziehen. Ausatmen, wenn Sie den Fuß absetzen.

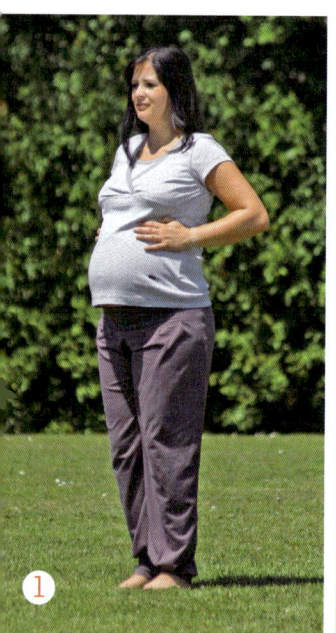
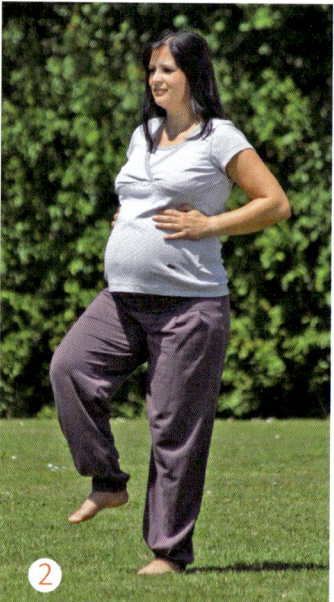
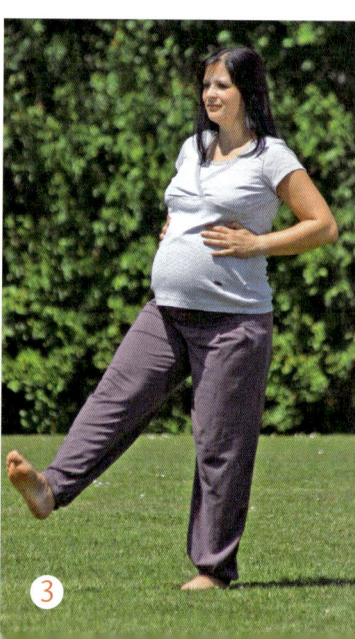

1 2 3

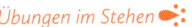

Abschluss

Hände locker auf den Unterbauch legen (während der Schwangerschaft: Hände locker an der Körperseite hängen lassen).

Imagination

Jetzt dürfen Sie einmal das Kind sein! Treten Sie einfach, so wie es zornige Kinder machen. Nur keine Hemmungen!

Tipp

Bleiben Sie aufrecht und sorgen Sie für einen sicheren Stand. Erst wenn Sie ganz fest stehen, heben Sie einen Fuß. Stürzen Sie nicht durch Ihren eigenen Schwung!

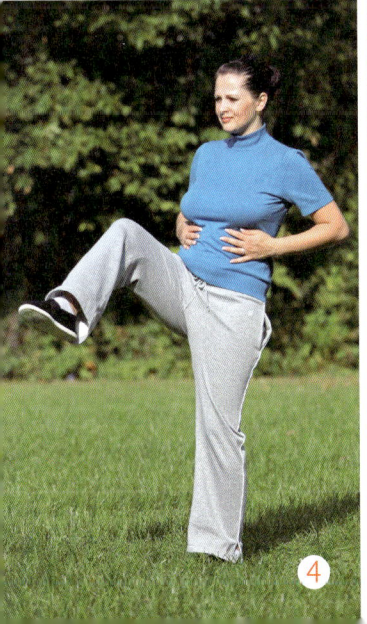
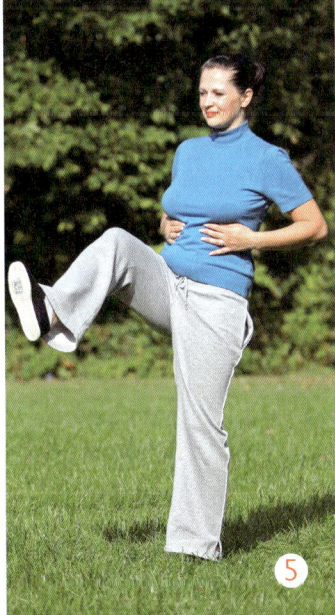

9. Das Chi in den Körper füllen

Eine ideale Schlussübung: Hier wird das Zur-Ruhe-Kommen und Abschließen geübt. Diese Übung aktiviert die Wirbelsäule, lockert Schultern und Handgelenke und verbessert die Atmung und die Körperwahrnehmung. Sie sorgt für einen harmonischen und ruhigen Zustand. Außerdem aktiviert sie den Gallenblasen-, Leber-, Herz-, Dünndarm- und Lungenmeridian.

Ausführung

Sie stehen in der Grundstellung. Beim Einatmen drehen Sie die Handflächen nach vorne und lassen die Arme in einer Kreisbewegung locker steigen, bis sich die Handflächen über dem Kopf gegenüberstehen. Nehmen Sie dabei den Blick mit nach oben, ohne den Kopf in den Nacken zu legen. Dann kippen Sie die Handgelenke. Jetzt zeigen die Handflächen zum Scheitel. Während Sie ausatmen, sinken Ihre Hände in dieser Haltung locker vor dem Körper bis zum Unterbauch. Wiederholen Sie diese Übung bis zu sechsmal.

Atmung

Einatmen, wenn Sie die Arme heben. Ausatmen, wenn Sie die Arme senken.

Abschluss

Hände locker auf den Unterbauch legen (während der Schwangerschaft: Hände locker an der Körperseite hängen lassen; wird die

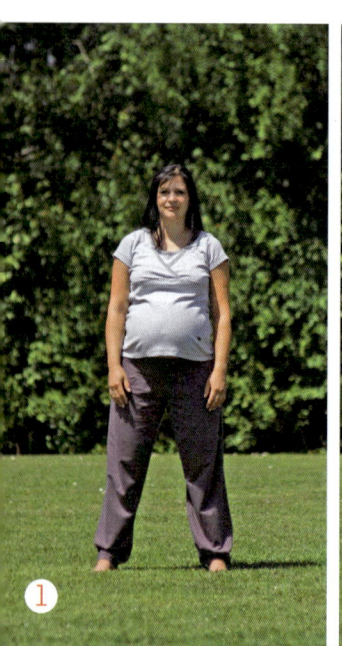
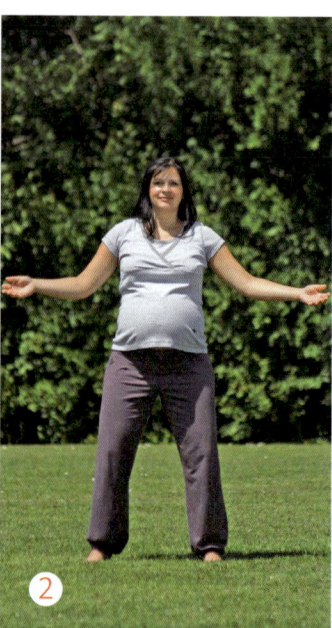
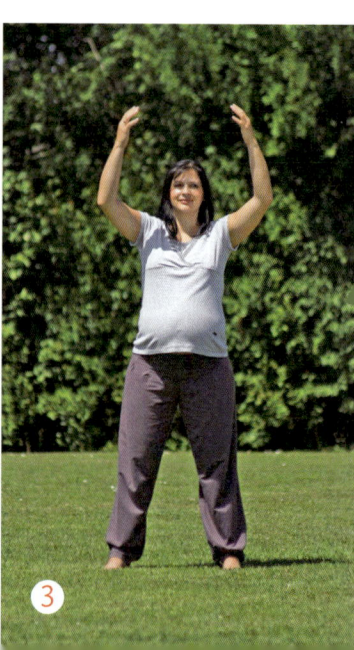

① ② ③

Übung als Schlussübung durchgeführt, können Sie auch in der
Schwangerschaft die Hände kurz
auf Ihr Dantien legen).

Imagination

Stellen Sie sich vor, Sie sammeln
das Licht und die Wärme der Sonne
mit Ihren Armen ein. Nehmen Sie
die Energie des Universums auf
und das beste Gefühl, das Sie haben können. All dies fließt nun in
Sie hinein und bringt Ihnen neue
Energie.

Tipp

Bleiben Sie aufrecht! Beim Nach-
oben-Blicken bitte den Kopf nicht
in den Nacken legen! Nur die
Augen folgen der Bewegung.

Variante

Sie können im
Absenken Ihre
Handflächen
zum Körper dre-
hen. Spüren Sie
in Ihren Körper.
Welche Variante
ist heute für Sie
besonders gut?

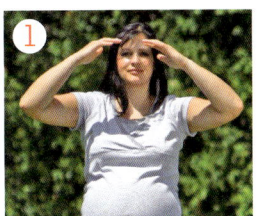

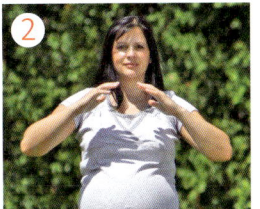

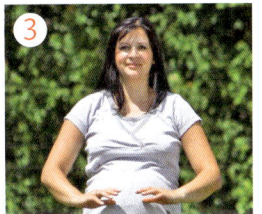

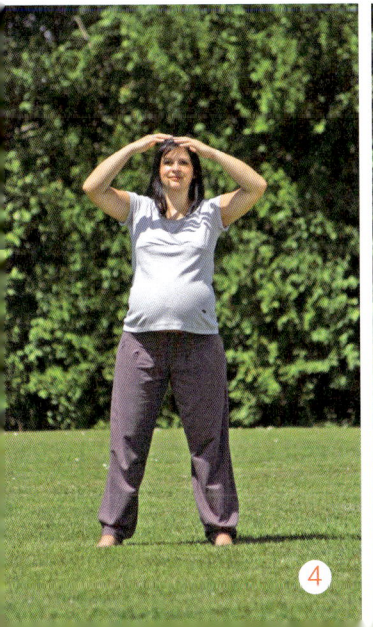

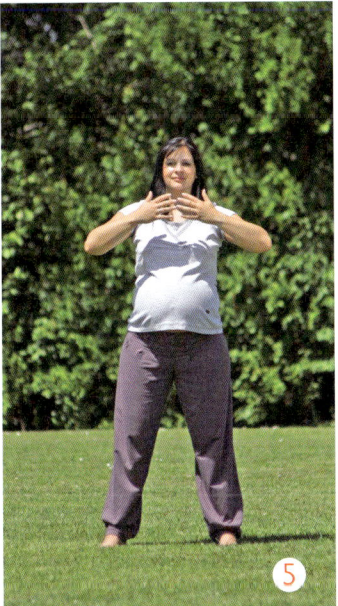

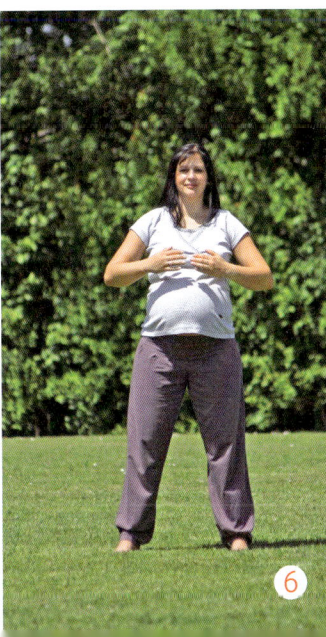

10. Der „Kleine Himmlische Kreislauf"

Hier werden das Aufrichten und das Sinken geübt. Diese Übung aktiviert Wirbelsäule, Schultern, Handgelenke und die Funktion der inneren Organe. Sie verbessert die Atmung und die Körperwahrnehmung. Außerdem aktiviert sie den Gallenblasen-, Herz- und Dünndarmmeridian.

Ausführung

Sie stehen in der Grundstellung, Ihre Handflächen liegen aufeinander vor dem Unterbauch, die Fingerspitzen zeigen nach unten. Beim Einatmen bringen Sie die geschlossenen Hände knapp vor dem Körper nach oben und drehen dabei die Fingerspitzen, sodass sie ab Brusthöhe schräg nach oben zeigen. Jetzt können Sie kurz ausatmen.

Während Sie die Hände bis über den Scheitel steigen lassen, atmen Sie wieder ein. Ihre Arme sind nun fast gestreckt. Die Fingerspitzen zeigen nach oben.

Beim Ausatmen beschreiben die geschlossenen Hände einen großen Halbkreis zum Unterbauch. Dabei sinken Sie mit aufrechtem Oberkörper in die Knie.

Wiederholen Sie diese Übung achtmal.

Atmung

Einatmen, wenn Sie die Arme heben. Ausatmen, wenn die Hände vor der Brust sind. Einatmen, wenn die Hände steigen. Ausatmen, wenn Sie die Arme senken. Wenn Ihr Atem schon etwas „länger" ist: einatmen im Steigen, ausatmen im Sinken.
Beckenboden!

Abschluss

Hände locker auf den Unterbauch legen (während der Schwangerschaft: Hände locker an der Körperseite hängen lassen).

Imagination

Stellen Sie sich vor, Ihre Armbewegung symbolisiert den eleganten Sprung eines Delphins. Spüren Sie, wie der Delphin aus dem Wasser gleitet, in weichem Bogen durch die Luft springt und wieder ins Wasser eintaucht, sich sammelt und von Neuem springt. Genießen Sie die Leichtigkeit und die Heiterkeit des Delphintanzes.

Tipp

Bleiben Sie aufrecht! Lassen Sie im Sinken alle Anspannungen im Oberkörper, den Armen und den Fingerspitzen los.

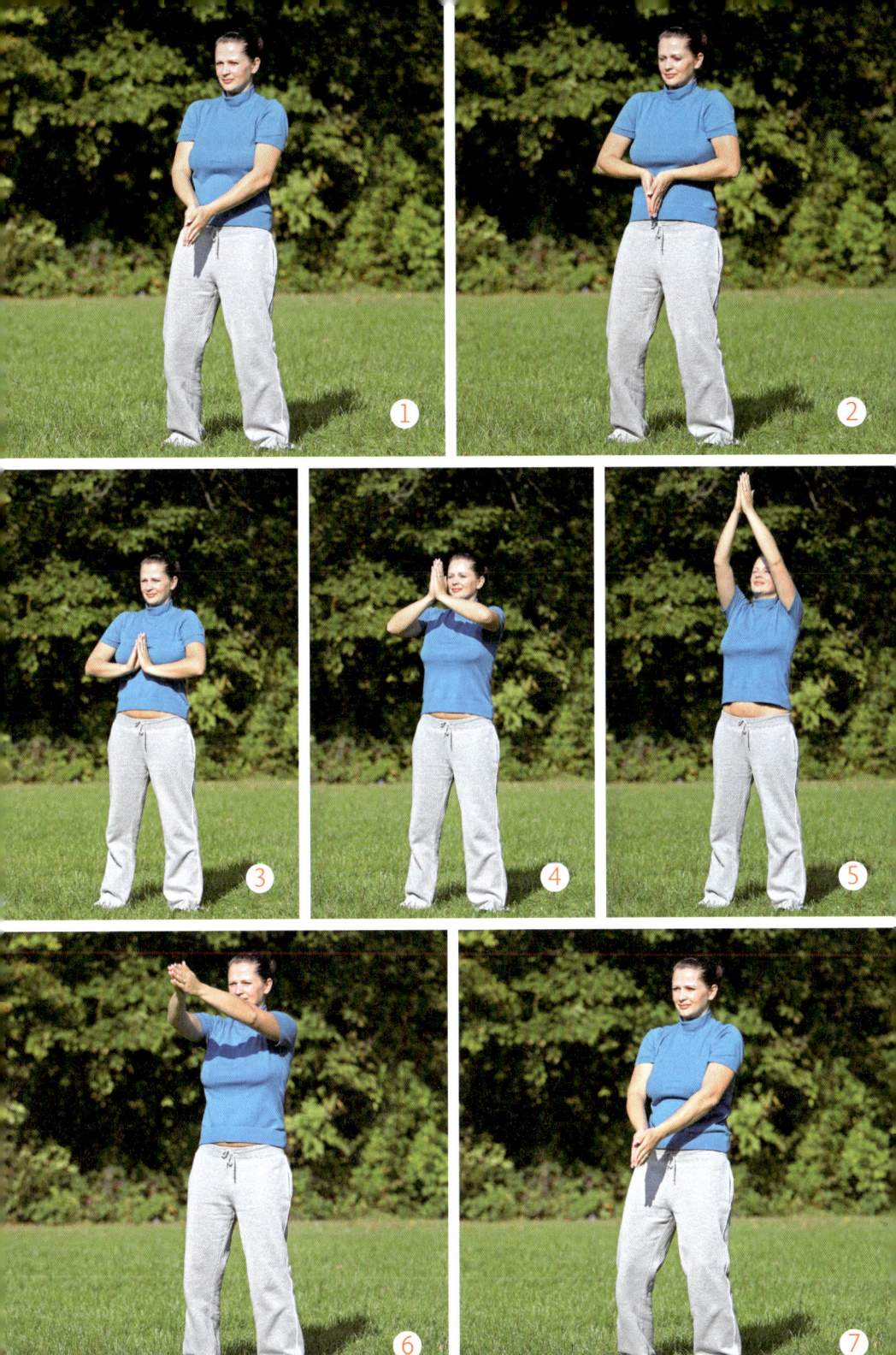

11. Den Qi-Ball prellen   Ⓑ!

Hier wird die Sicherheit in der Bewegung geübt. Diese Übung verbessert das Gleichgewicht, tut dem Rücken gut, lockert Schultern und Handgelenke. Sie reguliert den Blutdruck und gleicht rechts und links aus. Außerdem aktiviert sie den Blasen-und Nierenmeridian.

Ausführung

Sie stehen in der Grundstellung, die Arme seitlich am Körper. Sie drehen Ihre Hände vom kleinen Finger aus, bis die Handflächen nach hinten schauen. Nun verlagern Sie Ihr Gewicht langsam auf das rechte Bein. Sie atmen ein und heben die rechte Hand und das linke Knie an, bis sich die rechte Hand in Schulterhöhe befindet und die Handfläche nach unten zeigt. Das linke Knie sollte nun im rechten Winkel oder stärker angewinkelt sein. Nun können Sie ausatmen und Hand und Bein entspannt sinken lassen.
Verlagern Sie Ihr Gewicht wieder gut auf beiden Beinen und starten Sie mit der linken Hand und dem rechten Bein.
Wiederholen Sie diese Übung achtmal.

Atmung

Einatmen, wenn Sie Arm und Bein heben. Ausatmen, wenn Sie Arm und Bein sinken lassen.

Abschluss

Hände locker auf den Unterbauch legen (während der Schwangerschaft: Hände locker an der Körperseite hängen lassen).

Imagination

Stellen Sie sich vor, Sie prellen einen bunten Kinderball: Lassen Sie ihn springen und hüpfen. Und weil Sie ja die Erfahrung einer Erwachsenen mit dem Spieltrieb eines Kindes kombinieren können, behalten Sie die Kontrolle über den Ball und über Ihre Haltung.

Tipp

Sie bestimmen, wie schnell Ihr Ball springt. Lassen Sie sich nicht hetzen! Nehmen Sie sich Zeit, Ihren Fuß genau an der Stelle abzusetzen, die Sie wollen. Und bleiben Sie aufrecht!

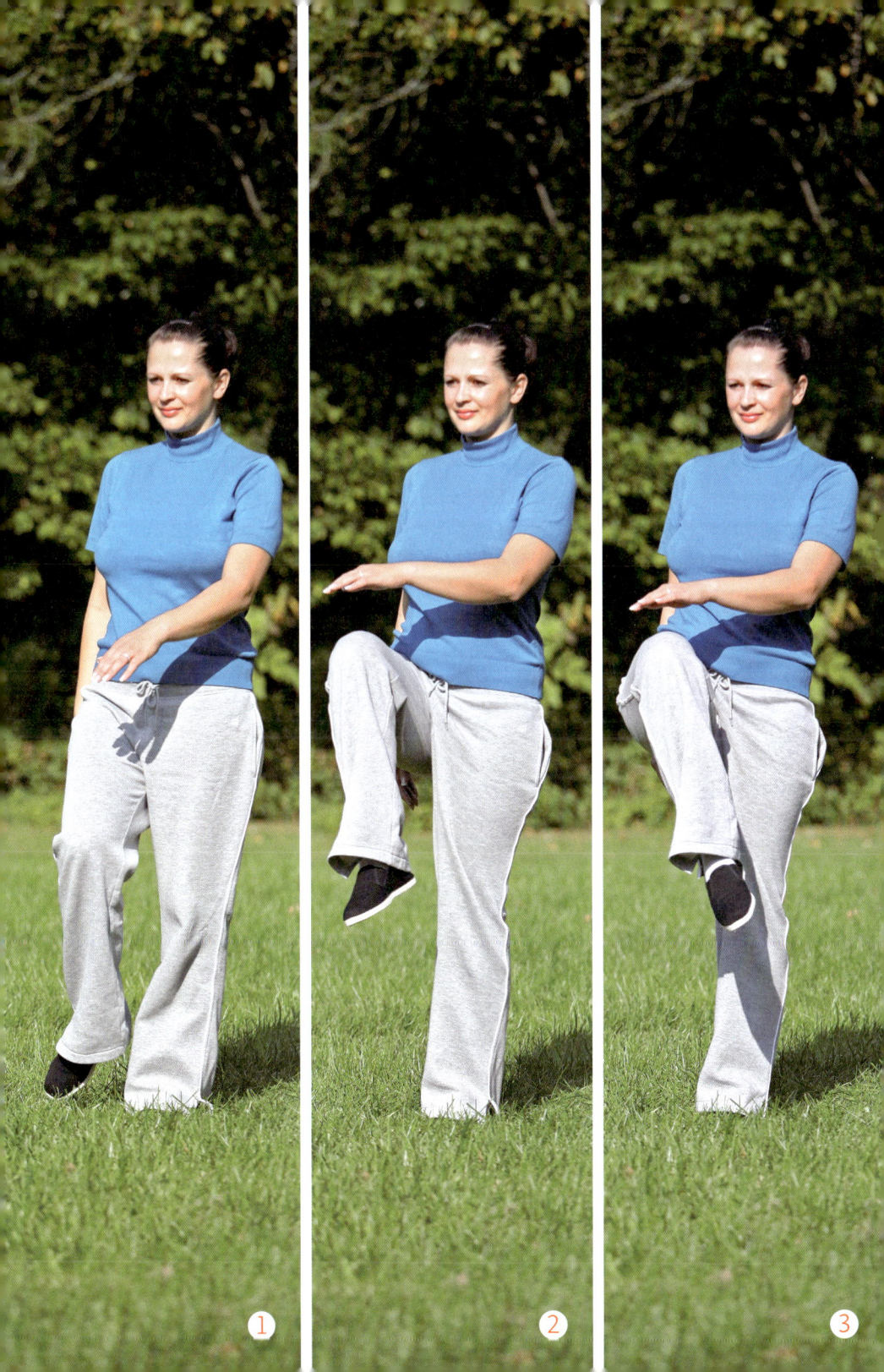

12. Die Weltenuhr antreiben

Hier werden das Loslassen und der Schwung geübt. Diese Übung mobilisiert Wirbelsäule und Schultern und verbessert die Durchblutung des gesamten Körpers. Sie harmonisiert alle Meridiane.

Ausführung

Sie stehen in der Grundstellung. Beim Einatmen drehen Sie sich aus der Körpermitte nach links und nehmen dabei beide Arme mit. Heben Sie die Arme locker gestreckt an. Die Handflächen zeigen zunächst nach hinten. Beschreiben Sie nun einen großen Kreis mit beiden Armen nach oben. Lassen Sie die Arme über den Kopf steigen, die Handflächen zeigen nun nach vorne, die Wirbelsäule ist aufgerichtet, der Nabel zeigt nach vorne. Im Ausatmen lassen Sie mit einer Körperdrehung nach rechts die Arme fallen. Die Handflächen zeigen wieder nach hinten, Sie beugen sich leicht vornüber, die Wirbelsäule sinkt ab, bleibt aber gerade, sodass Sie die Arme mit locker gestreckten Beinen fallen lassen. Nun drehen Sie erneut nach links, lassen die Arme steigen, bis sie locker gestreckt nach oben zeigen, und wiederholen die Übung achtmal. Dann kommt die andere Richtung dran.

Atmung

Einatmen, wenn die Arme steigen. Ausatmen, wenn Sie die Arme senken.

Abschluss

Hände locker auf den Unterbauch legen (während der Schwangerschaft: Hände locker an der Körperseite hängen lassen).

Imagination

Stellen Sie sich vor, Sie könnten mit Ihrer Bewegung den Zeiger der Weltuhr anschieben. Soll die Zeit schneller vergehen? Oder darf sie langsam verstreichen? Sie sind die Herrin Ihrer Zeit! Übrigens: Das sind Sie nicht nur jetzt. Erinnern Sie sich im Alltag immer wieder an diese Übung.

Tipp

Für welche Variante Sie sich auch entscheiden, achten Sie darauf, dass Ihre Wirbelsäule gerade bleibt, und fallen Sie nicht Ihrem eigenen Tempo hinterher! Drehachse ist der 3. Lendenwirbel.

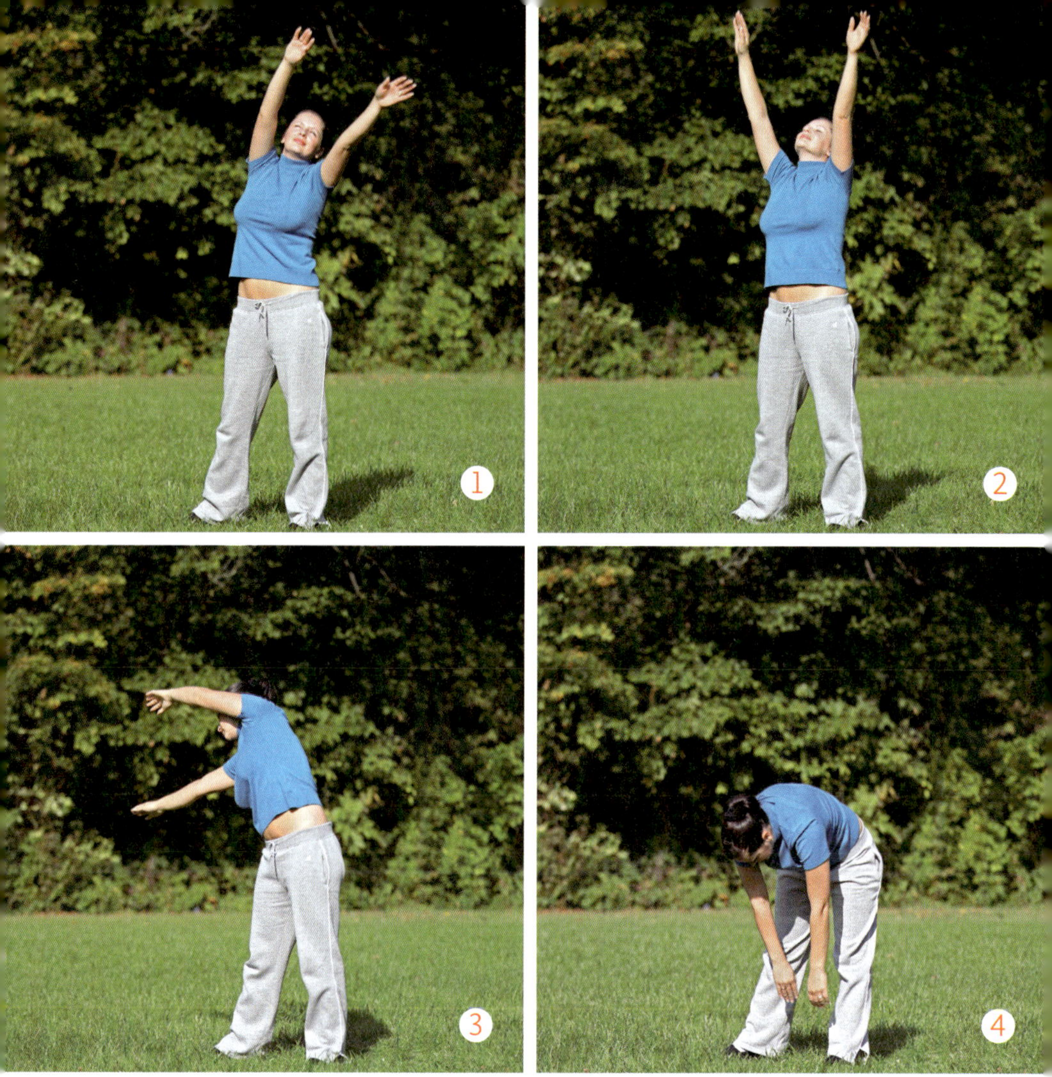

Variante

Sie führen die Übung wie beschrieben aus, bleiben aber aufrecht und lassen den Oberkörper nicht absinken. Es sieht aus, als ob Ihre Arme die Flügel einer Windmühle wären. Diese Variante ist geeignet, wenn Sie akute Rückenprobleme im unteren Rücken haben.

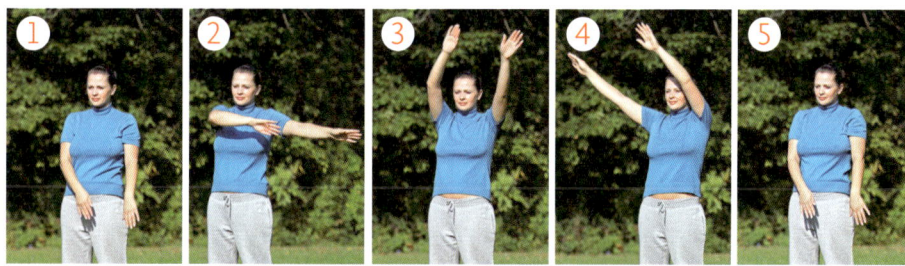

13. Die Nadel auf dem Meeresboden suchen ⚠️ Ⓑ!

Hier wird das Sinken und Aufrichten geübt. Diese Übung ist ideal zur Kräftigung der Beckenboden-, Bein- und Rückenmuskulatur. Sie ist gut für die Verdauung und die Nerven. Außerdem hilft sie, einen flachen Bauch zu bekommen. Sie aktiviert den Blasen-, Nieren- und Milz-Meridian.

Ausführung

Sie stehen in der Grundstellung und heben beim Einatmen beide Hände mit den Handflächen zueinander bis in Brusthöhe an. Dabei drehen sich die Handflächen so, dass die Fingerspitzen zuerst nach unten und dann schräg nach oben zeigen. Dann verlagern Sie Ihr Gewicht auf das rechte Bein und drehen den Nabel nach links. Den linken Fuß setzen Sie nach vorne links auf der Zehenspitze ab. Das Gewicht bleibt auf dem rechten Bein.

Sie atmen aus und senken die Hände nach unten ab, bis sich Ihr linkes Knie zwischen beiden Händen befindet. Die Fingerspitzen zeigen zu den Zehen. Dabei beugt sich der Oberkörper nach vorne. Beim Einatmen richten Sie sich auf und bringen Sie die Hände in einer Halbkreisbewegung zurück in die Ausgangsstellung.

Nun drehen Sie sich nach rechts und wiederholen die Übung zur rechten Seite. Wiederholen Sie die Übung viermal zu jeder Seite.

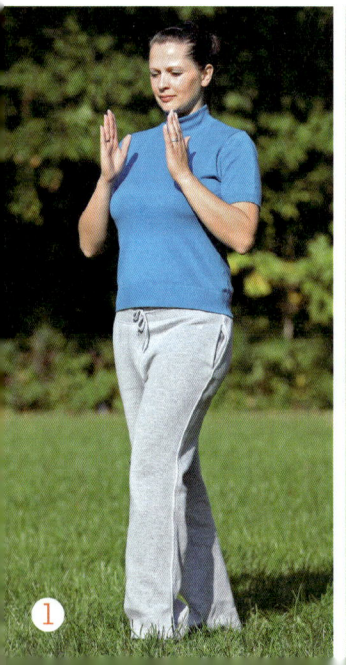
①

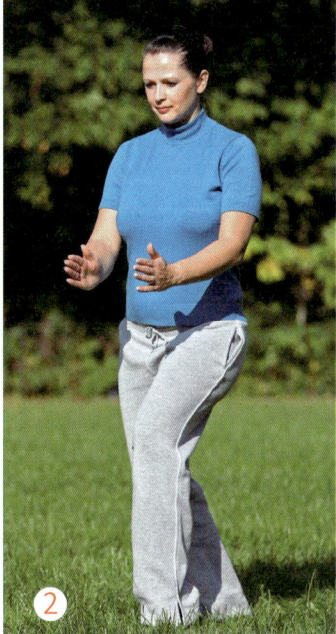
②

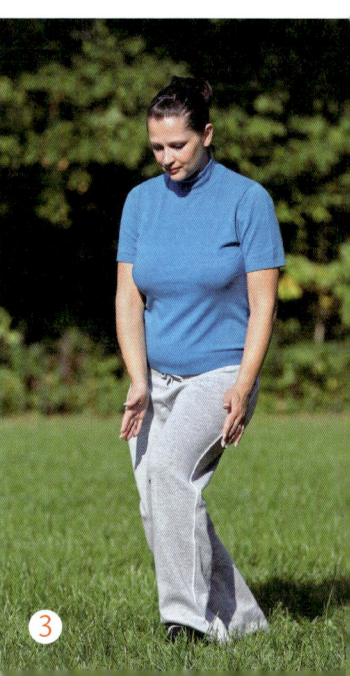
③

Atmung

Einatmen, wenn die Hände zuein-
anderzeigen. Ausatmen, wenn Sie
sinken. Einatmen, wenn Sie sich
wieder aufrichten.

Abschluss

Hände locker auf den Unterbauch
legen (während der Schwangerschaft: Hände locker an der Körperseite hängen lassen).

Imagination

Stellen Sie sich vor, Sie stehen im
Meer, im klaren Wasser. An Ihrer
großen Zehe funkelt etwas auf dem
Meeresboden. Sie tauchen Ihre
Hände langsam und ruhig ins Was-
ser, um das Bild nicht zu verzerren.

Sie ziehen die Hände aus dem Wasser und spüren das Prickeln der
Wassertropfen an Ihren Fingerspitzen. Spüren Sie die Bewegung des
Meers in Ihrem Körper?

Tipp

Während der ganzen Übung bleibt
Ihr Gewicht auf dem hinteren
Bein. Der vordere Fuß ist nur lo-
cker aufgesetzt und entspannt.
Verbinden Sie Atmung und die Be-
wegung der Arme und des Rückens.

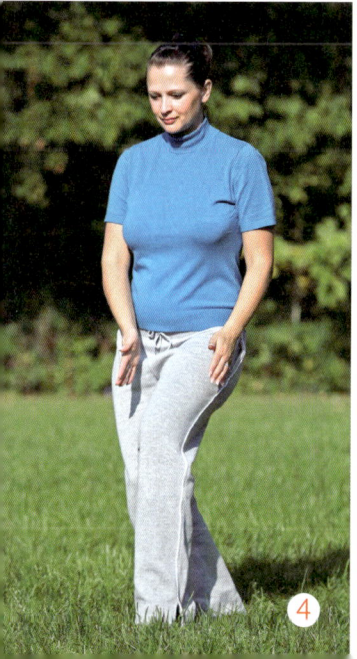

4

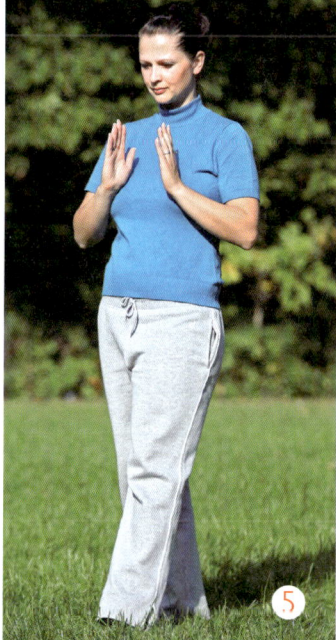

5

Abschlussritual

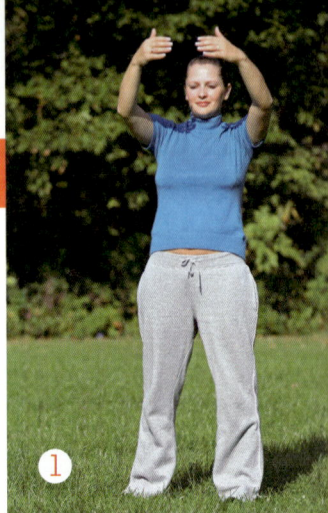

Atmen Sie tief ein und breiten Sie die Arme weit aus. Holen Sie sich den schönsten Gedanken in Ihre Arme und bringen Sie die Energie dieses Gedankens zu Ihrer Stirn. Während Sie die Arme absenken, atmen Sie lange aus. So erfrischen Sie Ihren Geist.

Breiten Sie erneut die Arme aus und holen Sie sich das beste Gefühl, an das Sie sich erinnern können, in die Arme – und in einer großen Armbewegung zur Brust. Atmen Sie aus, während Sie die Hände absenken. So tun Sie Ihrer Seele etwas Gutes.

Und zum Schluss öffnen Sie die Arme und spüren Ihr Kind.

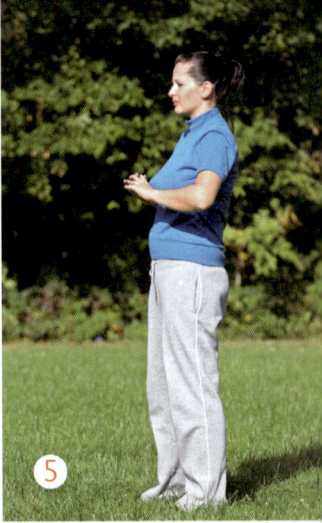

Nach Geburt Ihres Kindes können Sie es in Gedanken liebevoll zu Ihrem Dantien bringen, zu dem Platz, wo es in Ihnen gewachsen ist. Spüren Sie in die Erinnerung, in dieses Leben, das Sie in sich gespürt haben. Legen Sie die Hände im Ausatmen (das darf wie ein Seufzer klingen) auf Ihren Unterbauch. Dies ist Energie für Ihren Körper.

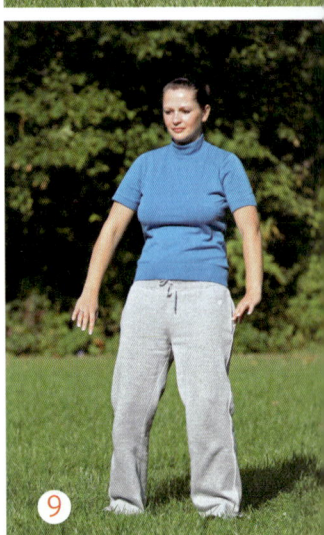

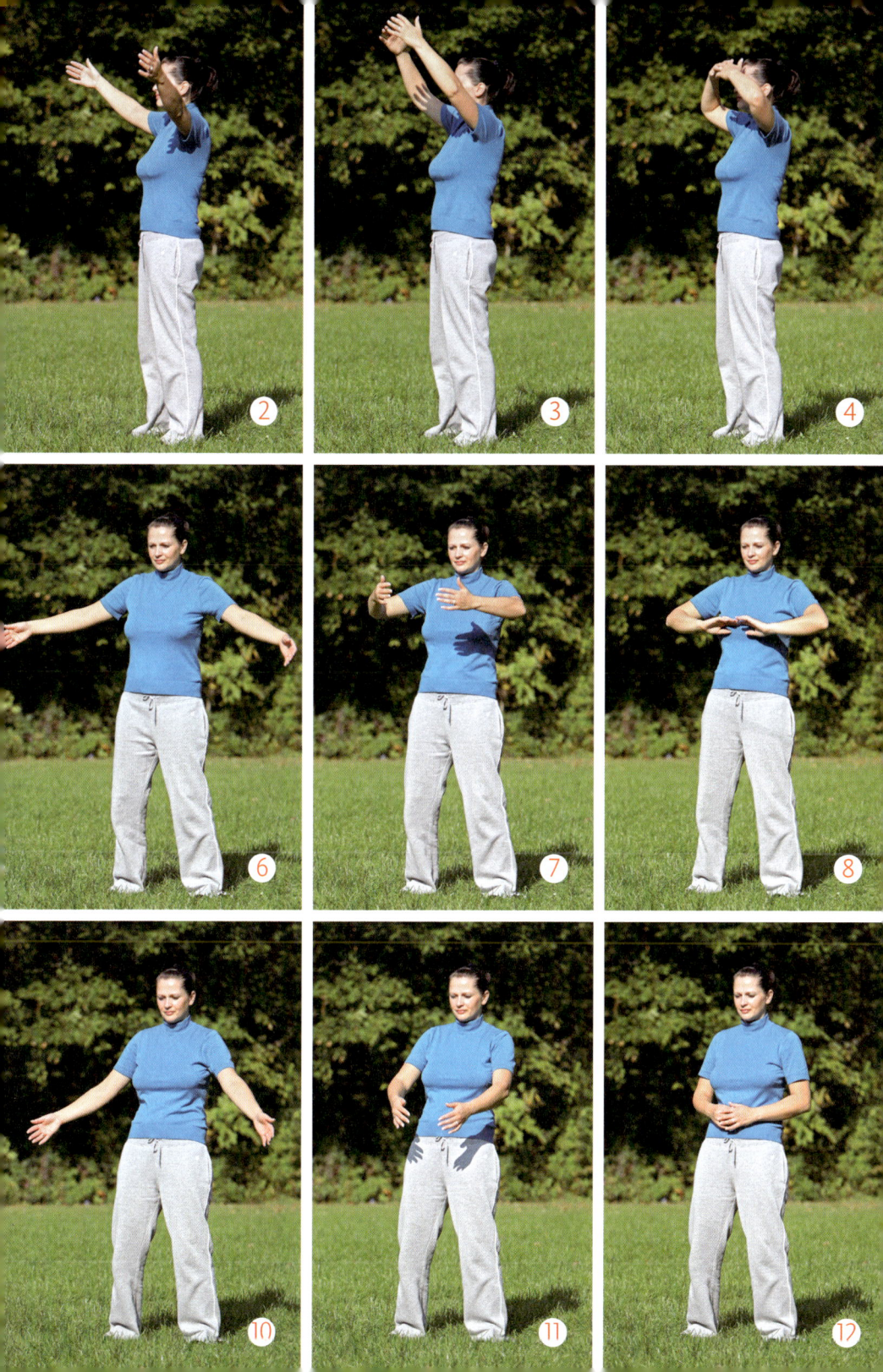

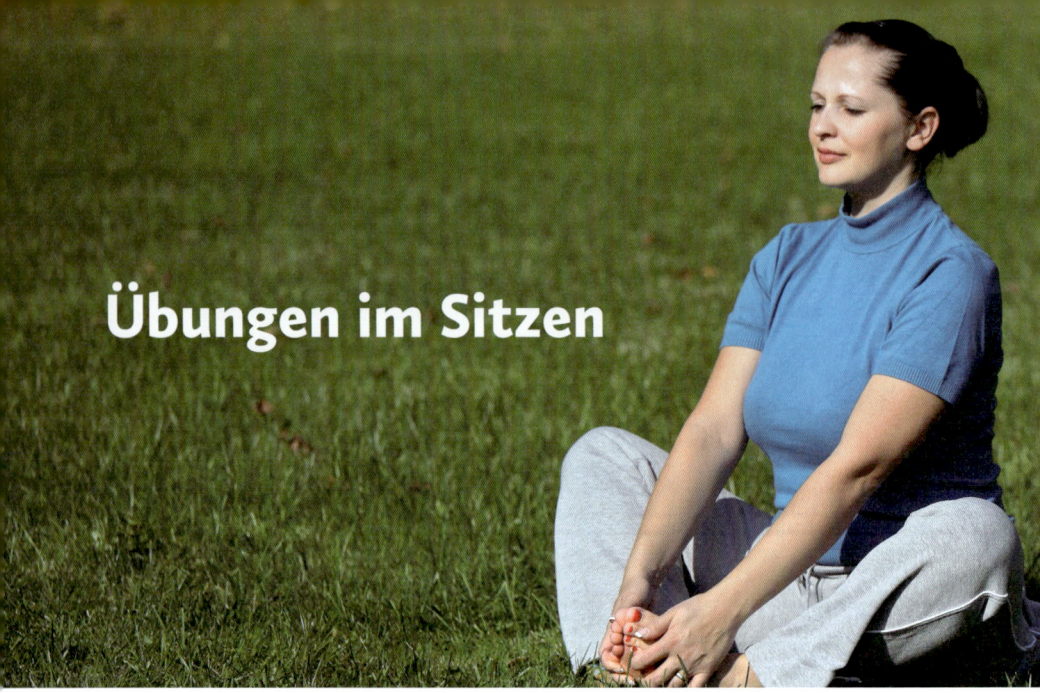

Übungen im Sitzen

Im Sitzen und Liegen üben Sie auf Grundlage der energetischen Boden-übungen, dem Tao Yin und dem Qi Gong. Diese Übungen dehnen, mobilisieren und bringen Ihre Energie in Fluss. Sie verbessern Ihre Körperwahrnehmung und Ihre Atmung.

Suchen Sie sich zum Üben einen angenehmen Platz, an dem Sie die nächsten Minuten ungestört sind. Tragen Sie bequeme Kleidung und schaffen Sie sich eine angenehme Atmosphäre: sanftes Licht, gute Luft, vielleicht Musik, wenn Sie mögen.

Setzen Sie sich auf eine Matte oder auf einen Teppich. Machen Sie es sich bequem.

Ihre Wirbelsäule sollte aufgerichtet sein und Ihr Nacken leicht gestreckt. Lassen Sie die Schultern fallen, und wenn Sie möchten, dann schließen Sie die Augen und kommen ganz bei sich an.

Was Sie beachten sollten: Bitte nichts erzwingen. Eine zwar richtige, aber erzwungene Endposition bringt Ihnen nicht den gleichen Effekt wie eine locker und entspannt ausgeführte Übung.

Auch hier gilt: Der Hinweis *Beckenboden!* erinnert Sie daran, dass Sie die Beckenbodenmuskulatur verstärkt mittrainieren können; beim Einatmen ziehen Sie den Beckenboden nach oben, beim Ausatmen lassen Sie los und entspannen. Zu den Symbolen ⚠ und **B!** lesen Sie bitte Seite 40.

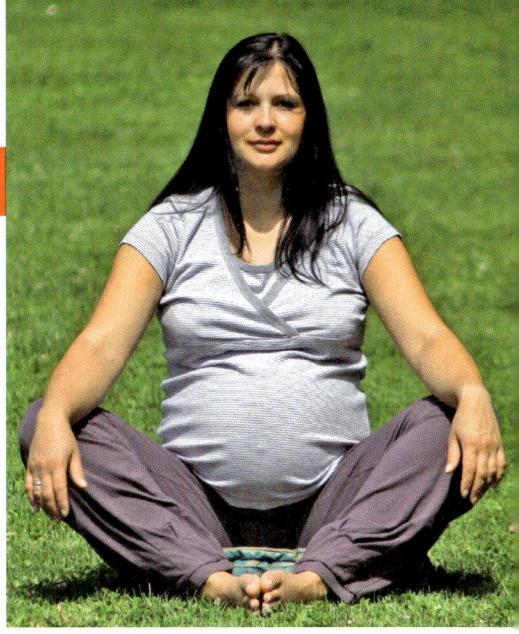

1. In der Sonne sitzen

Diese Übung ist gut für Ihre Entspannung und Ihr Wohlbefinden. Sie vermittelt ein Gefühl der Sicherheit. Außerdem aktiviert sie den Milz-, Nieren-, Leber- und Blasenmeridian.

Ausführung

Sie sitzen bequem, die Fußsohlen gegeneinander. Nun lassen Sie die Knie auseinanderfallen. Die Unterarme liegen locker auf den Knien.

Gehen Sie ganz in die Entspannung: Entspannen Sie die Gesichtsmuskeln, lassen Sie die Stirn glatt, die Lippen weich und den Unterkiefer locker werden. Nun stellen Sie sich vor, wie das Licht der Sonne golden und warm über Ihren Körper fließt.

Vom Scheitel über den Rücken bis zum Boden.

Vom Scheitel über die rechte und linke Körperseite bis zum Boden. Es fühlt sich an, als würden Sie einen leichten Umhang aus Sonnenstrahlen mit einer Kapuze aus Licht tragen. Ihr Gesicht bleibt frei. Sie können den Umhang in der Vorstellung etwas nach vorne ziehen, sodass er fast Bauch und Brust bedeckt. Lassen Sie ein wenig Freiraum im Herzbereich.

Atmung

Ihr Atem fließt gleichmäßig und ruhig. Sie atmen entspannt ein und aus, ohne den Atem zu zwingen.

Tipp

Genießen Sie die angenehme Wärme und Geborgenheit unter dem Umhang. Spüren Sie, wie dieser Umhang Sonnenlicht und Wärme durchlässt und alles Störende abhält? Es ist Ihr „Schutzmantel".

Variante

Sie sitzen im Schneidersitz, Handflächen zeigen nach oben.

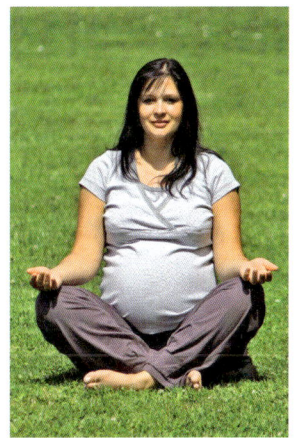

2. Nach oben wachsen

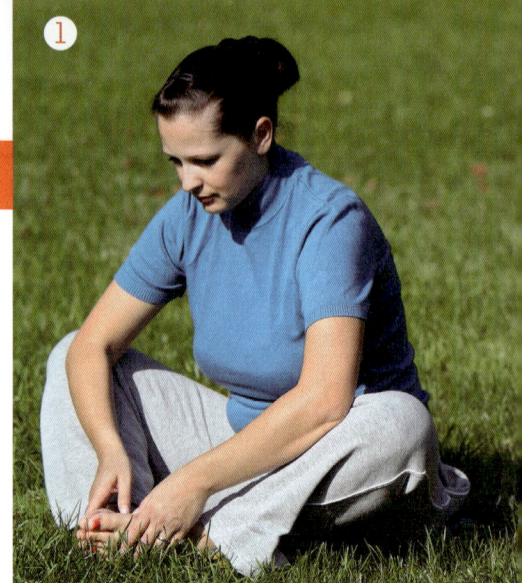

Diese Übung unterstützt Ihre Wirbelsäule und dehnt die Oberschenkelinnenseite. Sie aktiviert den Milz-, Nieren-, Leber- und Blasenmeridian.

Ausführung

Sie sitzen in entspannter Position auf dem Boden, die Fußsohlen gegeneinander, die Knie nach links und rechts abgespreizt (vgl. Übung 1). Greifen Sie mit den Händen um den Vorderfuß und ziehen Sie beim Einatmen die Zehen und Fußballen nach oben. Nun richten Sie den Rücken auf. Ihr Brustbein zieht nach vorne.

Im Ausatmen lockern Sie den Griff um die Zehen, entspannen die Arme und machen den Rücken rund. Sie dürfen den Kopf hängen lassen und, wenn Ihnen danach zumute ist, einfach mal kurz mies drauf sein. Dann wiederholen Sie die Übung, richten sich genussvoll auf und spüren, wie Sie sich besser fühlen.

Wiederholen Sie diese Übung vier- bis achtmal.

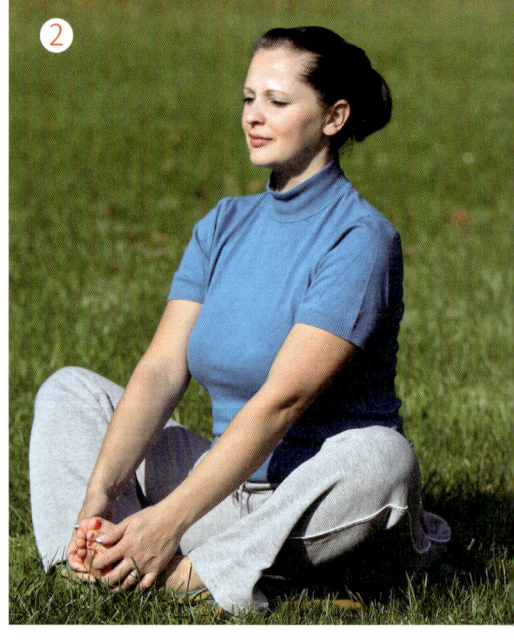

Atmung

Einatmen, wenn Sie die Füße anziehen und den Rücken strecken. Ausatmen, wenn Sie Arme, Füße, Rücken und Nacken entspannen. *Beckenboden!*

Tipp

Lassen Sie sich zwischen den Wiederholungen Zeit. Spüren Sie nach, wie Ihre Knie immer etwas tiefer sinken.

3. Die Leiste öffnen

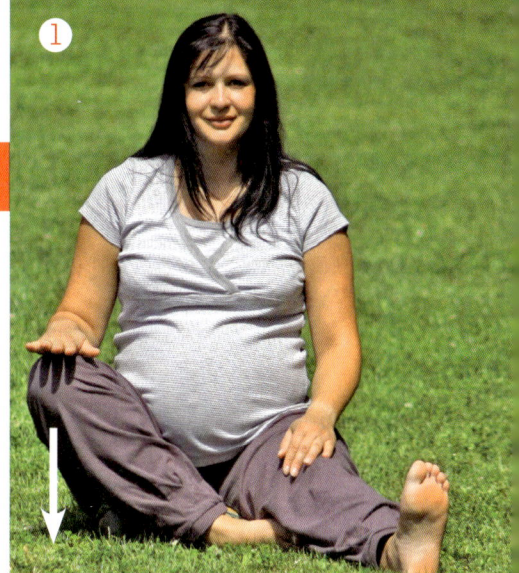

Diese Übung dehnt die Leiste, sodass Blut, Lymphe und Ihre Energie gut zwischen Körper und Fuß zirkulieren können. Außerdem werden Magen-, Milz-, Leber- und Nierenmeridian aktiviert.

Ausführung

Sie lassen das rechte Bein in der Position von Übung 1 und strecken das linke Bein so, dass das linke Knie die Fußsohle des rechten Beines berührt. Nun drücken Sie im Ausatmen mit der rechten Hand das rechte Knie nach unten. Bitte sanft und ohne Gewalt. Im Einatmen das Knie wieder leicht anheben und die Übung viermal wiederholen. Dann machen Sie die Übung viermal mit dem anderen Knie.

Atmung

Ausatmen, wenn das Knie sinkt. Einatmen, wenn Sie das Knie wieder anheben.

Variante

Ziehen Sie die Zehen des ausgestreckten Beines an.

Tipp

Bleiben Sie bei dieser Übung so sitzen, dass Sie beide Sitzhöcker spüren. Kippen Sie nicht zur Seite.

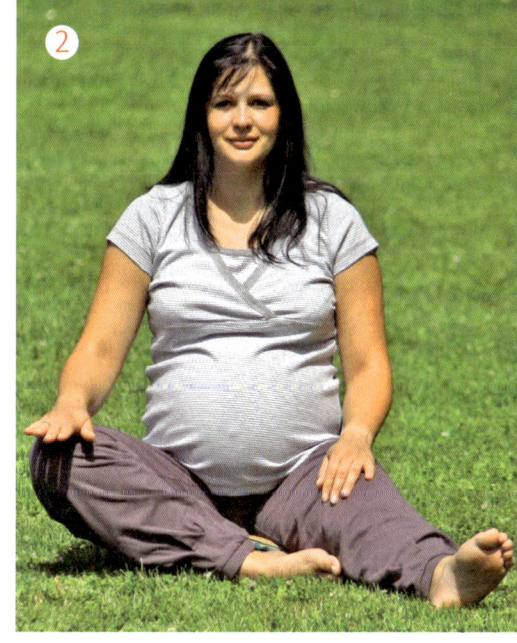

4. Die Arme schieben

Diese Übung ist gut für einen straffen Busen, kräftigt Schulter- und Augenmuskulatur und mobilisiert den Nacken. Sie aktiviert den Herzmeridian.

Ausführung

Sie bleiben im Grätschsitz oder wählen den Schneidersitz. Bringen Sie die Hände vor der Brust in Gebetshaltung. Die Handflächen liegen aufeinander, die Fingerspitzen zeigen nach oben, die Handkanten sind geschlossen und die Unterarme parallel zum Boden. Beim Ausatmen schieben Sie mit der linken Hand die rechte Hand zur rechten Seite. Das machen Sie mit Gegendruck! Wenn Ihre Hände nach rechts gehen, drehen Sie Ihren Kopf nach links und richten Ihren Blick über die linke Schulter. Dabei bleibt Ihr Nacken aufrecht.

Atmen Sie aus und bringen Sie Hände und Kopf entspannt in die Ausgangsposition.
Dann schieben Sie zur anderen Seite und wiederholen diese Übung zu jeder Seite viermal.

Atmung

Ausatmen, wenn Sie die Hände nach außen schieben. Einatmen wenn die Hände entspannt zur Mitte zurückkommen.
Beckenboden!

Tipp

Wenn Sie zum ersten Mal über die Schulter schauen, merken Sie sich einen Punkt, den Sie gerade noch erkennen können; suchen Sie diesen Punkt beim letzten „Blick zurück" wieder – Ihr Blickfeld wird sich erweitert haben!

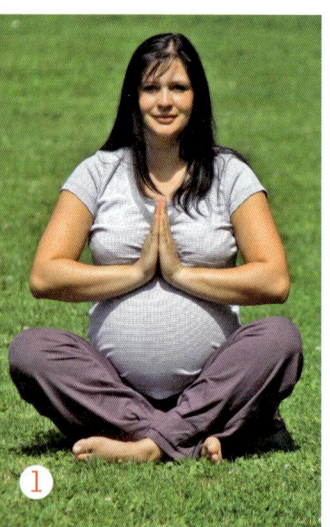
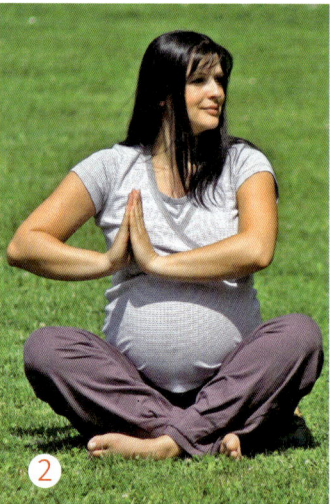
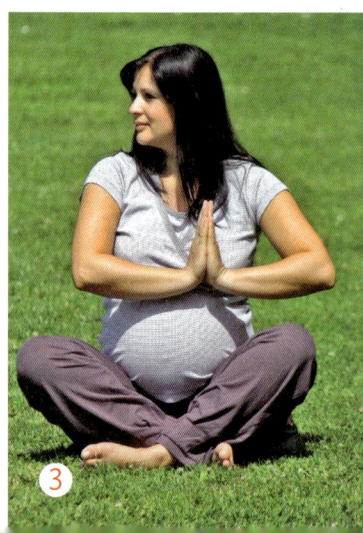

5. Der Nabel tanzt

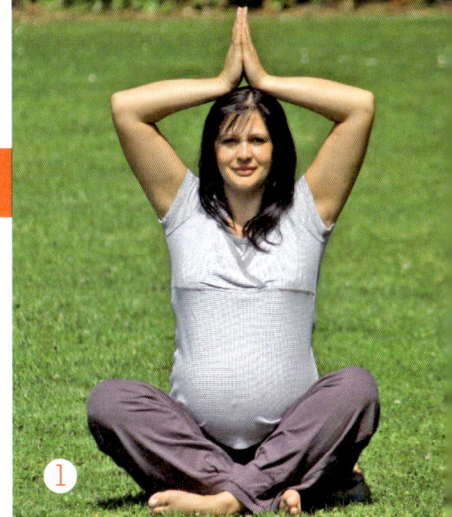

Diese Übung ist gut für die Aufrichtung der Wirbelsäule und die Beweglichkeit der Lendenwirbelsäule. Sie aktiviert den Leber-, Gallenblasen-, Lungen- und Herzmeridian.

Ausführung

Sie sitzen im Schneidersitz und bringen Ihre Hände in Gebetshaltung über den Kopf. Wenn Ihnen die Arme schwer werden, können Sie die Handballen auf dem Scheitel abstützen.

Nun verlagern Sie beim Einatmen Ihr Gewicht auf den linken Sitzhöcker und dann nach vorne. Beim Ausatmen verlagern Sie Ihr Gewicht auf den rechten Sitzhöcker und ziehen dann Ihren Nabel zur Wirbelsäule, sodass Ihre Lendenwirbelsäule nach hinten rund wird. Kreisen Sie leicht aus dem Becken. Wiederholen Sie dieses Kreisen viermal und wechseln Sie dann die Richtung.

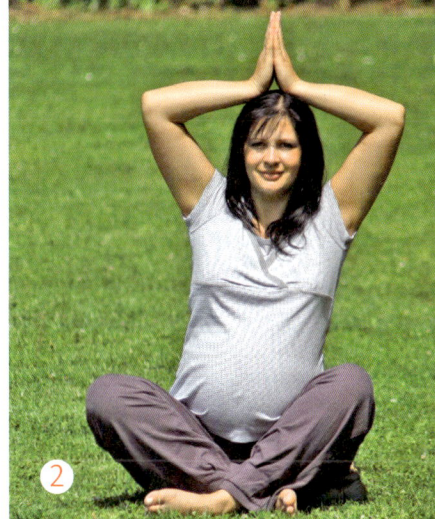

Atmung

Einatmen, wenn Sie nach vorne kreisen. Ausatmen, wenn Sie nach hinten kreisen. **Beckenboden!**

Tipp

Wenn die Bewegung aussieht wie Bauchtanz im Sitzen, dann ist sie richtig. Die Bewegung geschieht aus der Lendenwirbelsäule; die Schultern bleiben über der Hüfte und machen keine große Kreisbewegung.

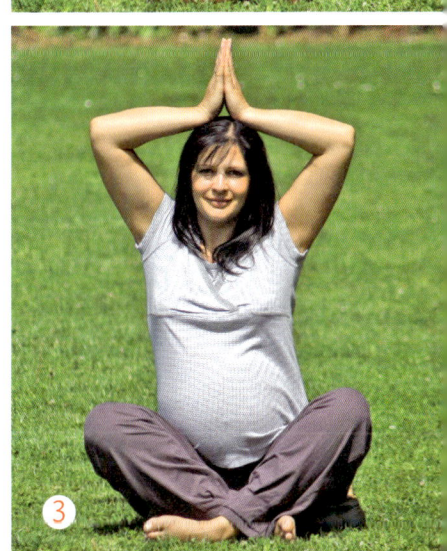

6. Die Wasserschildkröte

Diese Übung ist gut für einen beweglichen Nacken und mobilisiert die Brust- und Lendenwirbelsäule. Sie hilft bei Verspannungen im Schulter- oder Nackenbereich. Außerdem aktiviert sie den Blasen-, Leber-, Gallenblasen- und Dünndarmmeridian.

Ausführung

Sie sitzen aufrecht im Schneidersitz, Hände liegen auf den Knien. Beim Ausatmen sinken Sie langsam von der Lendenwirbelsäule aus nach vorne. Ihr Rücken bleibt dabei möglichst gerade und Ihr Kinn zieht nach vorne.

Sie atmen ein, ziehen Ihr Kinn in Richtung Brust und machen den Rücken rund; dann richten Sie sich wieder auf, bis Sie in der Ausgangsposition sitzen.

Wiederholen Sie diese Übung sechs- bis achtmal.

Atmung

Ausatmen, wenn Sie sich nach vorne neigen. Einatmen, wenn Sie sich wieder aufrichten. ***Beckenboden!***

Tipp

Legen Sie beim Üben den Kopf nicht in den Nacken, sondern strecken Sie ihn einfach nach vorne aus. Es kann durchaus vorkommen, dass es im Nacken knirscht. Üben Sie moderat weiter, denn dies ist ein Zeichen dafür, dass Ihr Nacken sehr verspannt ist und bewegt werden sollte!

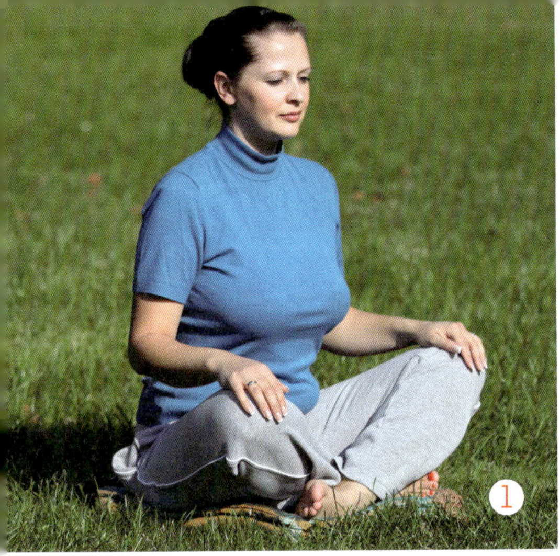

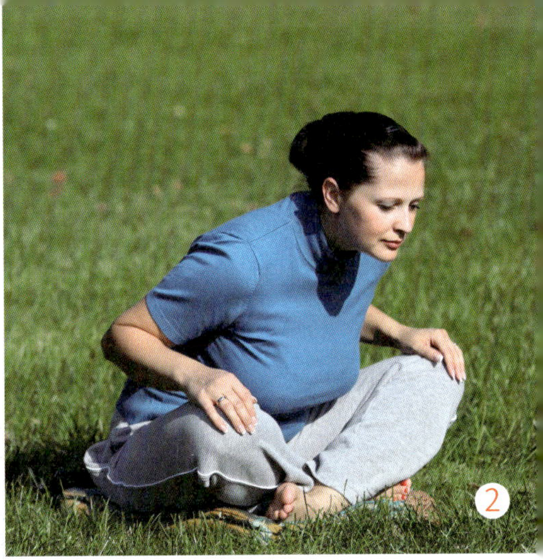

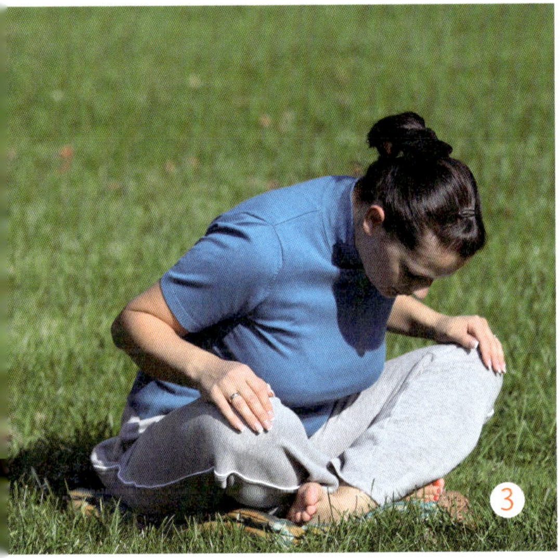

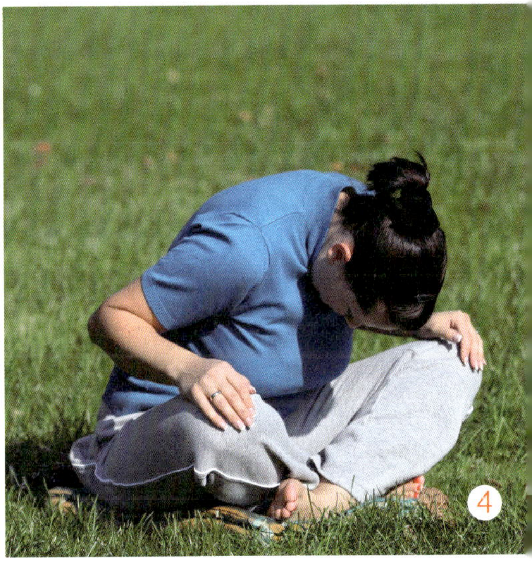

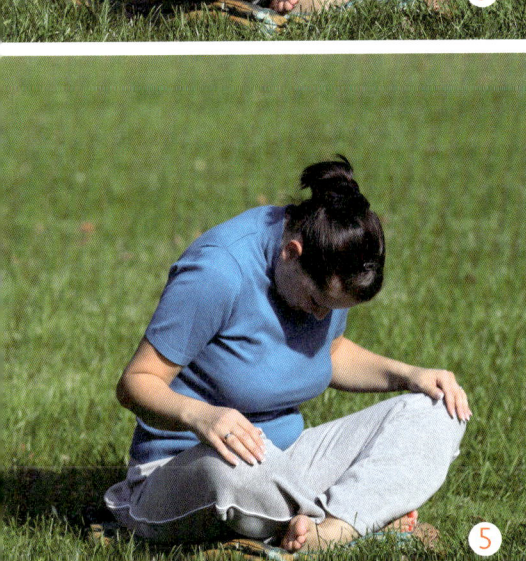
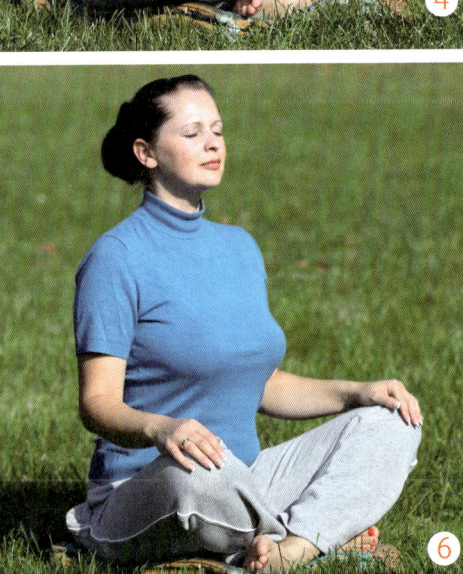

7. Den Daumen halten

Diese Übung ist gut für den unteren Rücken, die Wirbelsäule und die Oberschenkel-Außenseite. Sie aktiviert den Blasenmeridian.

Ausführung
Sie sitzen im Schneidersitz und umgreifen mit der rechten Hand das rechte Knie von außen. Dabei stellen Sie den rechten Daumen auf. Mit der linken Hand umfassen Sie den rechten Daumen und lassen im Ausatmen die rechte Schulter zum rechten Knie sinken. Der Kopf sinkt mit, sie bleiben jedoch auf beiden Sitzhöckern sitzen. Spüren Sie in die Dehnung und bleiben Sie in dieser Haltung. Dann richten Sie sich beim Einatmen zur Mitte hin auf und machen die Übung zur anderen Seite.
Wiederholen Sie die Übung sechs- bis achtmal.
Zum Schluss atmen Sie aus und legen Ihre Unterarme vor den Knien ab. Richten Sie sich langsam, Wirbel um Wirbel, auf und schauen Sie über den Horizont.

Atmung
Ausatmen, wenn der Oberkörper sinkt. Einatmen, wenn der Oberkörper sich aufrichtet.

Tipp
Lassen Sie sich fallen. Erzwingen Sie nichts.

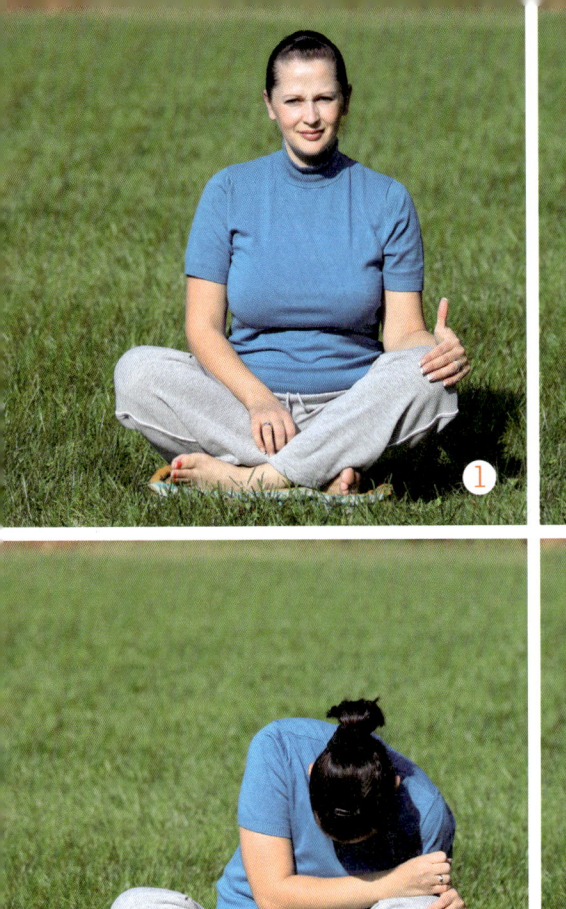
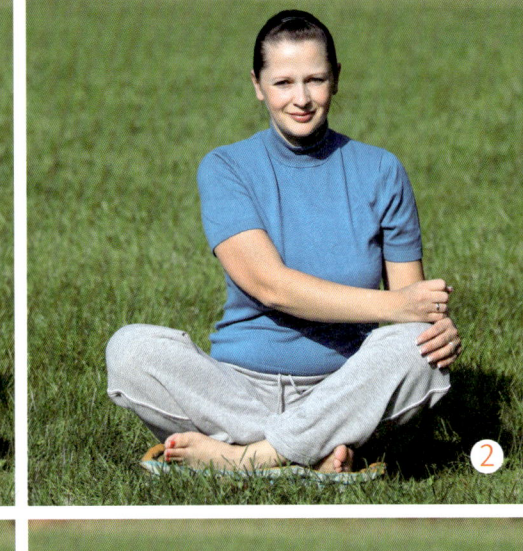
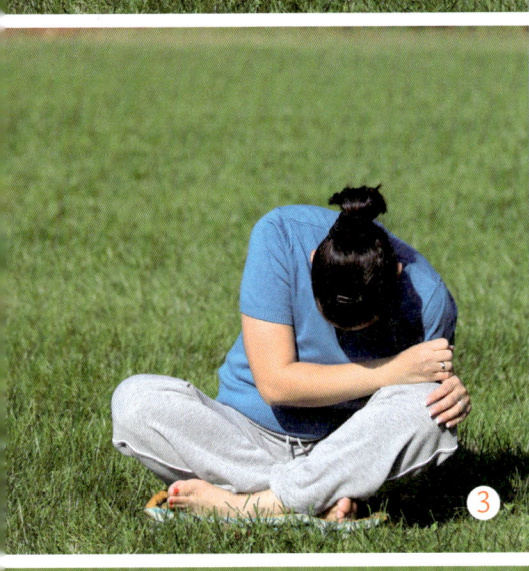
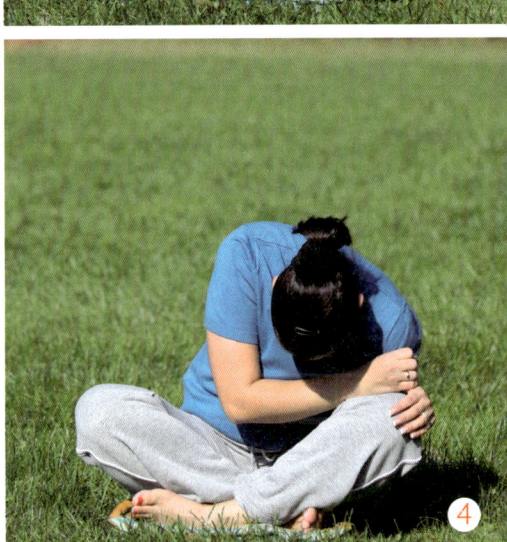
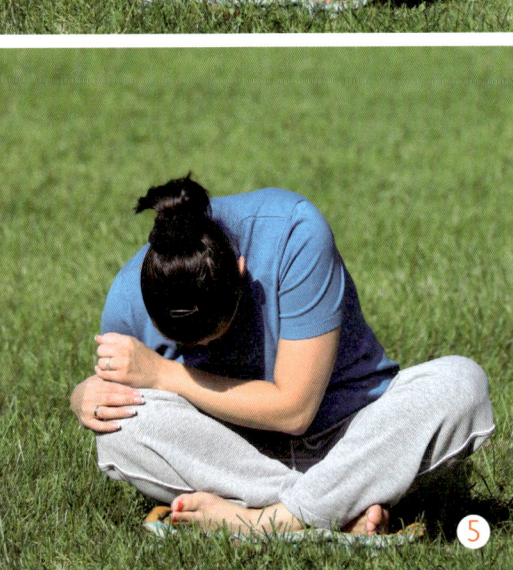
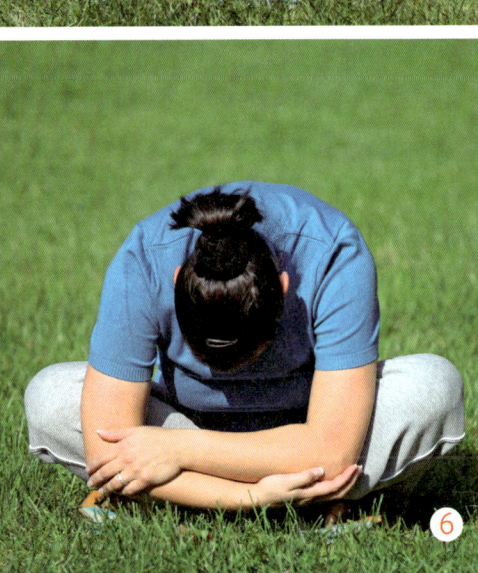

8. Kleiner Energiekreislauf

Diese Übung ist gut für die Wirbelsäule und die inneren Organe. Sie aktiviert den Gallenblasen-, Herz- und Dünndarmmeridian.

Ausführung

Sie sitzen aufrecht im Schneidersitz und legen die Handflächen vor der Brust aufeinander. Die Fingerspitzen zeigen nach oben. Beim Einatmen bringen Sie die geschlossenen Hände knapp vor dem Körper nach oben bis über den Kopf. Im Ausatmen beschreiben die geschlossenen Hände einen großen Halbkreis zum Boden; dabei sinken Sie von der Lendenwirbelsäule aus mit aufrechtem Oberkörper nach vorne, bis die Fingerspitzen fast den Boden berühren.
Sie atmen ein und lassen die Fingerspitzen über den Boden gleiten bis zu ihren Beinen. Dann richten Sie die Hände auf und starten neu. Wiederholen Sie diese Übung achtmal.

Atmung

Einatmen, wenn Sie die Arme heben. Ausatmen, wenn die Hände sinken.
Einatmen, wenn Sie die Hände zum Körper ziehen und sich wieder aufrichten. *Beckenboden!*

Tipp

Achten Sie darauf, dass die Bewegung aus der Lendenwirbelsäule kommt. Lassen Sie den Kopf mit sinken, legen Sie ihn nicht in den Nacken!

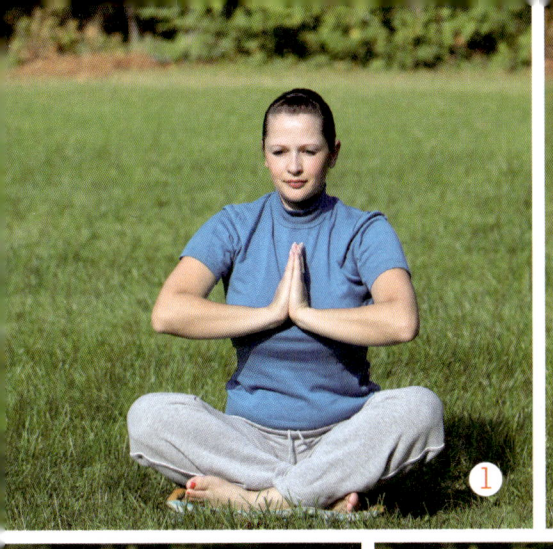
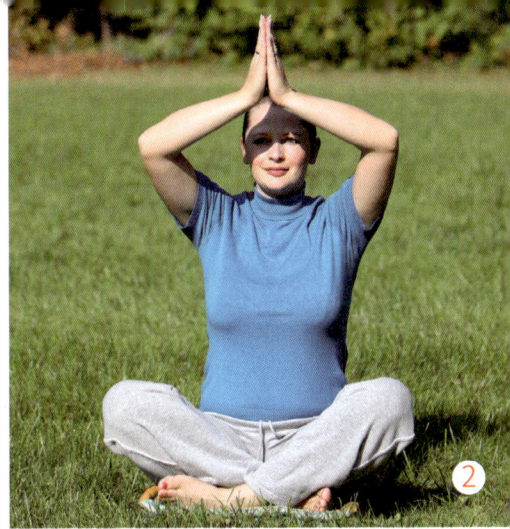
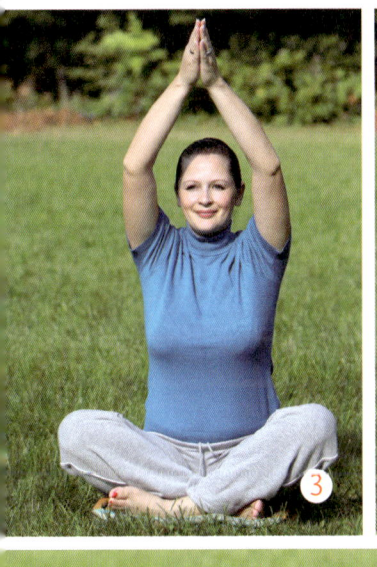
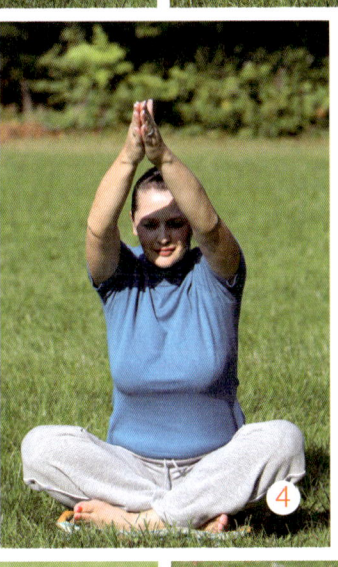
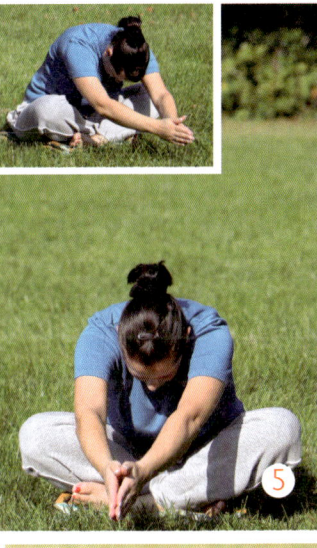
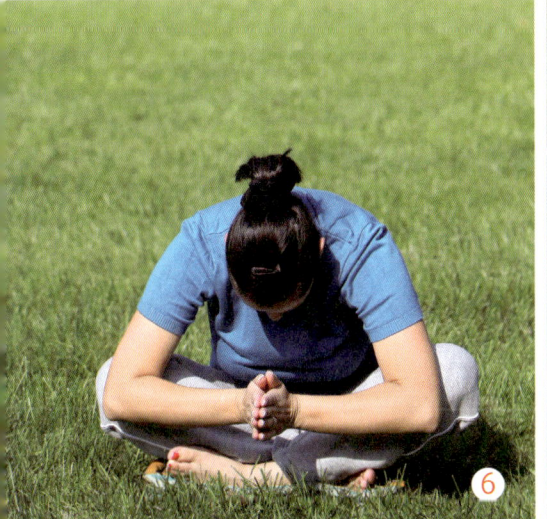
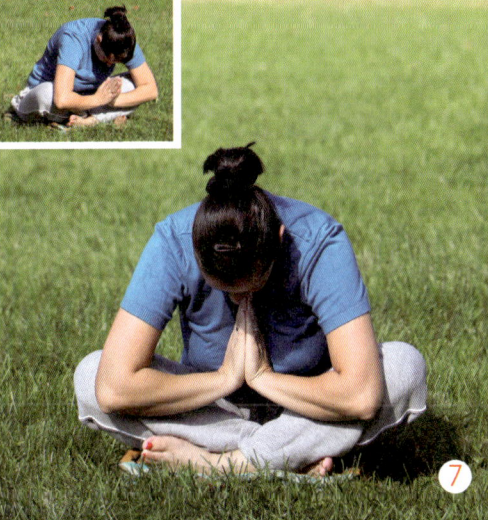

9. Die Beine massieren B!

Diese Übung aktiviert den unteren Rücken und die Wirbelsäule. Sie lockert die Beinmuskulatur, dehnt die Muskulatur der Oberschenkelrückseite und der Waden und sorgt für eine gute Durchblutung. Außerdem aktiviert sie den Blasenmeridian.

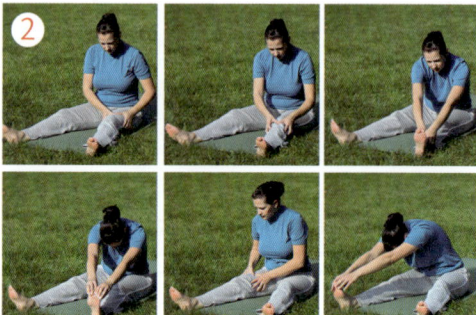

Ausführung

1. Sie sitzen im Grätschsitz, Ihre Wirbelsäule ist aufgerichtet. Gönnen Sie sich eine Massage: Jede Hand massiert ein Bein. Streichen Sie, von der Leiste beginnend, mit der flachen Hand zum Knie, dann über das Schienbein vor zu den Zehen. An der Innenseite der Beine streichen Sie zurück nach oben. Dieses Ausstreichen wiederholen Sie, so oft Sie mögen.
   Wichtig: Ihre Bewegung nach vorne beginnt im unteren Rücken! Strecken Sie nicht einfach nur die Arme nach vorne.

2. Nun massieren Sie jedes Bein kräftig mit beiden Händen. Dazu legen Sie das „Tigermaul" (siehe Seite 15) rechts und links an den rechten Oberschenkel und kneten in dieser Handhaltung nach vorne bis zum Knie (dieses wird nicht massiert). Von der Wade geht es weiter bis zu den Knöcheln.
   Dann fassen Sie mit beiden Händen die Zehen und ziehen diese zum Körper. Auf diese Weise massieren Sie jedes Bein dreimal. Achten Sie darauf, die Beine nicht durchzustrecken.

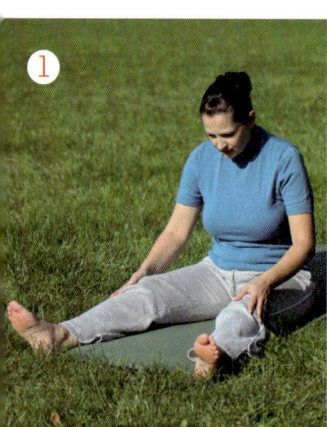

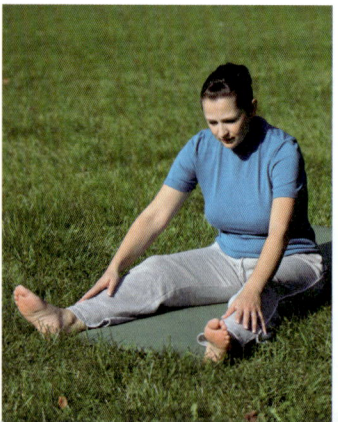

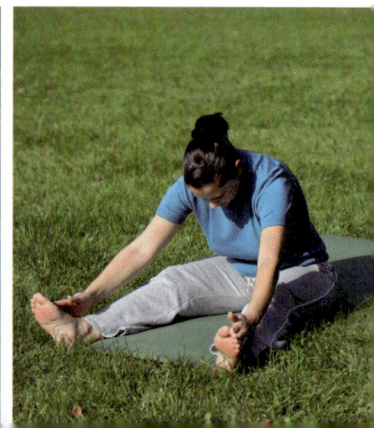

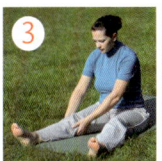 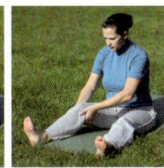

3. Entspannung für die Knie: Legen Sie beide Hände unter das rechte Knie, heben Sie es sanft an und lassen Sie es dann wieder sinken. Wiederholen Sie diesen Vorgang mehrmals an beiden Beinen.
Wichtig: Die Hände machen die Arbeit, die Muskulatur um das Knie locker lassen.

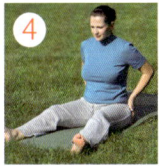

4. Sie richten sich auf und massieren mit der flachen Hand über Ihre Hüftgelenke. Die kreisende Bewegung darf auch über den unteren Rücken gehen.

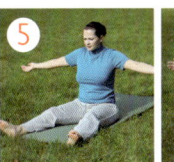 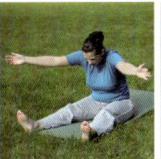 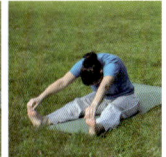

5. Und nun können Sie ausprobieren, welche Dehnung Ihnen diese lockere Massage gebracht hat. Im Einatmen öffnen Sie beide Arme zur Seite und senken Ihren Rücken aus der Lendewirbelsäule heraus nach vorne. Dabei atmen Sie aus und greifen nach den Zehen. Es ist nicht immer notwendig, sich besonders anzustrengen, um etwas zu erreichen. Sie kommen auch mit Genuss ans Ziel.

Atmung
Lassen Sie Ihren Atem ruhig fließen.

Tipp
Denken Sie in Ihren unteren Rücken, wenn Sie sich nach vorne lehnen, und atmen Sie dabei aus. Lassen Sie sich fallen!

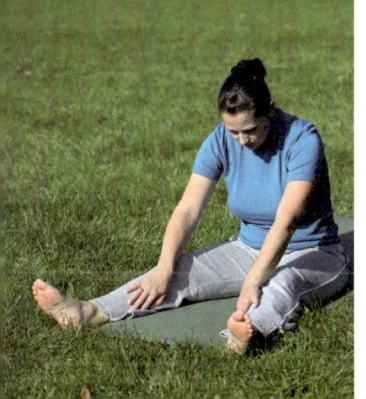 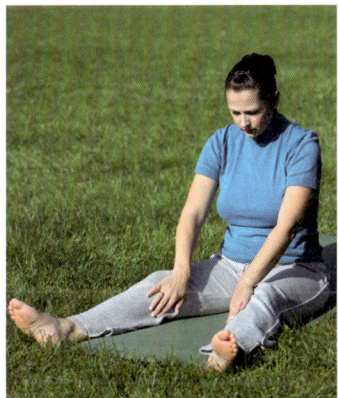 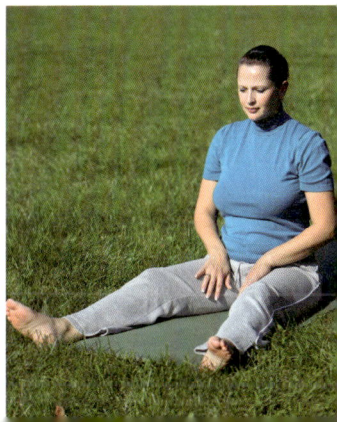

10. Goldenes Licht einsammeln

Diese Übung ist gut für ein angenehmes Wärmegefühl im Körper. Sie hilft Ihnen, zu sich selbst zu kommen, ruhig und entspannt zu sein, und sie verhindert Muskelkater.

Ausführung

Sie sitzen im Schneidersitz und bringen die Hände wie zuvor bei der Übung „Die Arme schieben" (vgl. S. 74) über den Kopf. Spüren Sie in die Fingerspitzen. Das goldene Licht der Sonne fließt über die Fingerspitzen in Ihre Hände und Arme.

Lassen Sie die Arme sinken und legen Sie die Handgelenke auf den Knien ab. Die Handflächen zeigen nach oben. Spüren Sie nun, wie das goldene Licht der Sonne in die Mitte Ihrer Handflächen fließt, in den Lao-Gong-Punkt und von dort in Ihre Arme, in Ihren Körper. Sie nehmen bewusst die Kraft der Sonnenenergie auf und fühlen sich wohlig warm und geborgen.

Atmung

Lassen Sie Ihren Atem ruhig fließen.

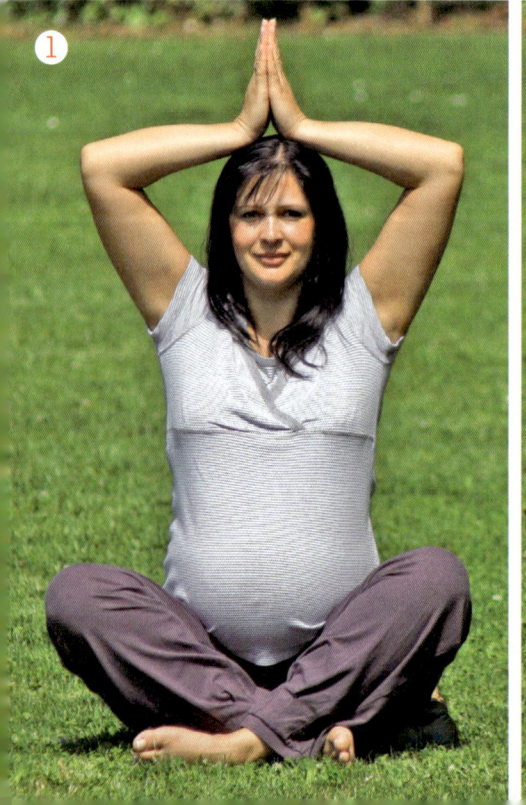

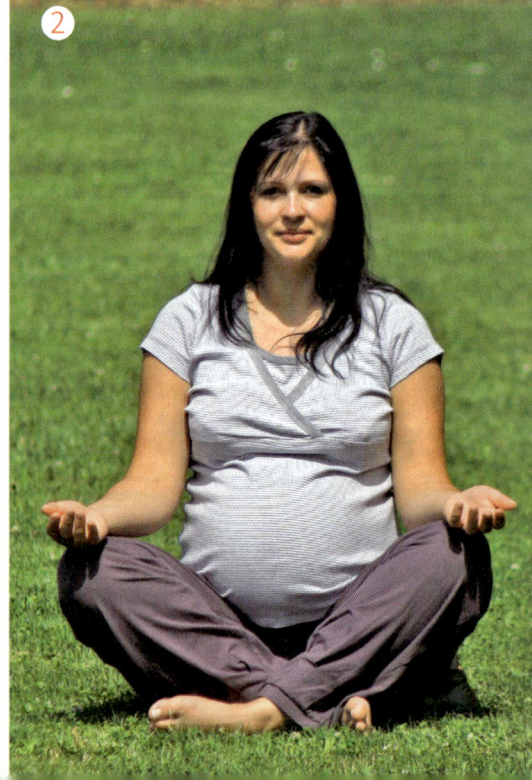

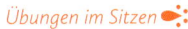

Partnerübung: Back to back

Totale Entspannung zu zweit. Setzen Sie sich Rücken an Rücken an Ihren Partner. Achten Sie darauf, dass eine möglichst große Rückenfläche Kontakt findet. Wenn es für Sie angenehm ist, dann stellen Sie die Beine auf oder gehen Sie in einen lockeren Schneidersitz.
Ihr Partner beugt nun langsam seinen Rücken nach vorne und Sie bleiben darauf liegen. So kommen Sie in eine entspannte Sitzposition. Sagen Sie Ihrem Partner, wie weit er sich vorneigen kann.
Lassen Sie nun alle Anspannungen los. Legen Sie Ihren Rücken und Ihre Schultern ab.
Wenn Sie eine richtig entspannende Position gefunden haben, dann kann Ihr Partner seinen Nacken entspannen. Dazu macht er Fäuste und stellt dabei den Daumen auf. Er neigt seinen Kopf so weit nach unten, bis er die Stirn auf die Daumen legen kann. Nun zieht das Kinn ein wenig in Richtung Brustbein: Das ist Dehnung und Entspannung pur für den Nacken.
Bleiben Sie eine Weile in dieser Haltung und spüren Sie den Körper Ihres Partners. Ihr Atem fließt im gleichen Rhythmus wie der Ihres Partners.

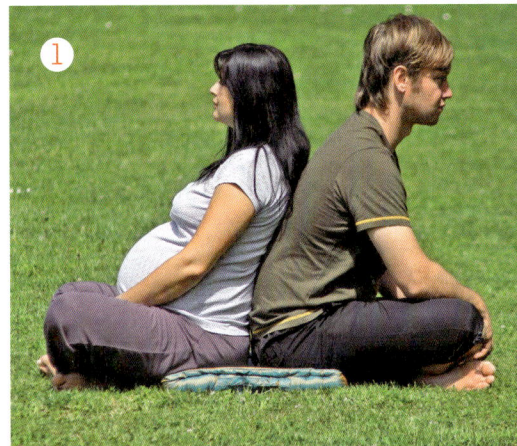

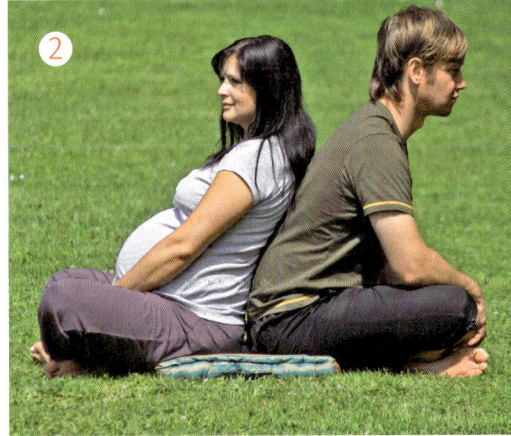

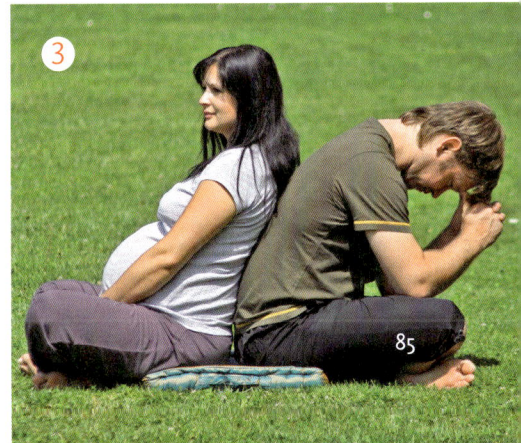

85

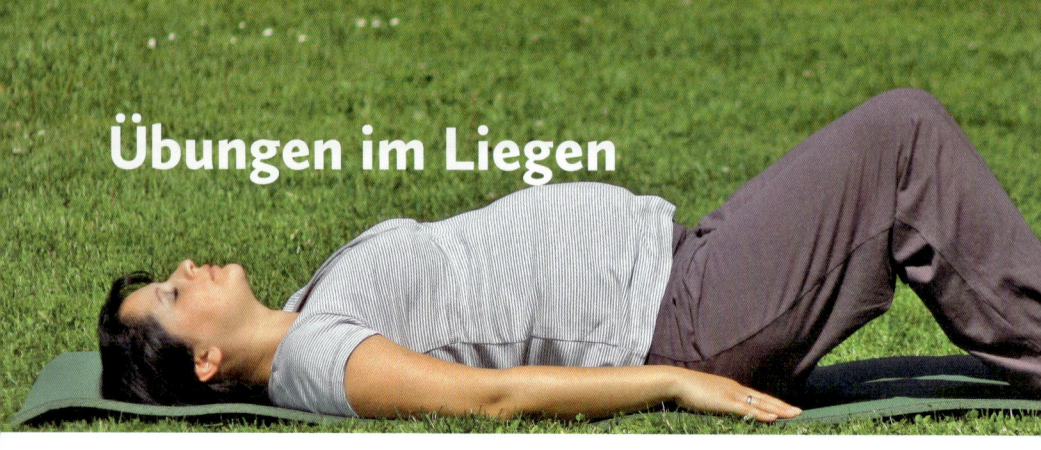

Übungen im Liegen

Diese Übungen – auf Grundlage der energetischen Bodenübungen, dem Tao Yin und dem Qi Gong – dehnen, mobilisieren und bringen Ihre Energie in Fluss. Sie sind gut für die Beckenbodenmuskulatur und verbessern Ihre Körperwahrnehmung und Ihre Atmung.

Sie üben auf Ihrem Lieblingsplatz und legen sich rücklings auf eine Decke oder Isomatte auf den Boden. Bleiben Sie einen Moment ganz absichtslos liegen – und dann lächeln Sie sich zu. Schenken Sie sich ein Lächeln!

Bitte üben Sie im Bereich Ihrer Belastbarkeit und beachten Sie das Vena-Cava-Syndrom.

Üben Sie nur so lange im Liegen, wie es Ihnen guttut. Wechseln Sie in fortgeschrittener Schwangerschaft einfach mit Übungen im Sitzen oder im Stand ab.

Und auch hier gilt: Der Hinweis **Beckenboden!** erinnert Sie daran, dass Sie die Beckenbodenmuskulatur verstärkt mittrainieren können; beim Einatmen ziehen Sie den Beckenboden nach oben, beim Ausatmen lassen Sie los und entspannen. Zu den Symbolen ⚠ und **B!** lesen Sie bitte Seite 40.

Vena-Cava-Syndrom

Wenn Sie Übungen im Liegen durchführen, besteht das Risiko des Vena-Cava-Syndroms. Dieses kann in den letzten Monaten der Schwangerschaft auftreten, wenn sich die werdende Mutter in der Rückenlage befindet. Das Gewicht der Gebärmutter drückt auf die große Hohlvene, die Vena cava; dies kann den Blutfluss beinträchtigen und zu Schwindel und Herzrasen führen. Die Schwangere sollte dann sofort ihre Lage wechseln.

Basisübung

Diese Übung ist gut, um zur Ruhe zu kommen und die Körperwahr-nehmung im Rücken zu aktivieren.

Ausführung

Sie liegen ganz entspannt auf dem Boden. Es ist besonders bequem, wenn Sie die Knie aufstellen. Nun spüren Sie in Ihren Rücken. Wie fühlt er sich an? Ist er entspannt oder spüren Sie Verspannungen oder sogar Schmerzen? Spüren Sie in Ihre Wirbelsäule. Wie viele Antei-le berühren die Matte und wie viele nicht? Wie liegen Ihre Schultern und Ihre Hüfte? Vergleichen Sie Ihre linke und rechte Körperseite. Liegt jede Seite gleich? Oder haben Sie das Gefühl, eine Seite liegt tiefer auf der Matte und eine höher?
Nun legen Sie die Hände auf den Unterbauch und atmen ruhig und gleichmäßig. So, dass Sie Ihren Atem in den Händen spüren kön-nen. Spüren Sie, wie sich Ihr Bauch hebt und senkt?

Legen Sie nun eine Hand auf das Brustbein. Wo spüren Sie Ihren Atem mehr?
Es wäre schön, wenn Sie ihn nach einigen ruhigen Atemzügen deut-licher im Bauch spüren können.

Atmung

Sie atmen ruhig ein und aus.

Imagination

Stellen Sie sich vor, Sie liegen im warmen Sand am Meer. Lassen Sie die Wärme in Ihren Rücken fließen. Wärme und Ruhe tun gut!

Tipp

Nehmen Sie Ihren Rücken so wahr, wie Sie ihn spüren. Wenn Sie ir-gendwo eine Verspannung spüren, dann spüren Sie bitte auch, wie viele Anteile Ihres Rückens nicht schmerzhaft sind und sich gut anfühlen.

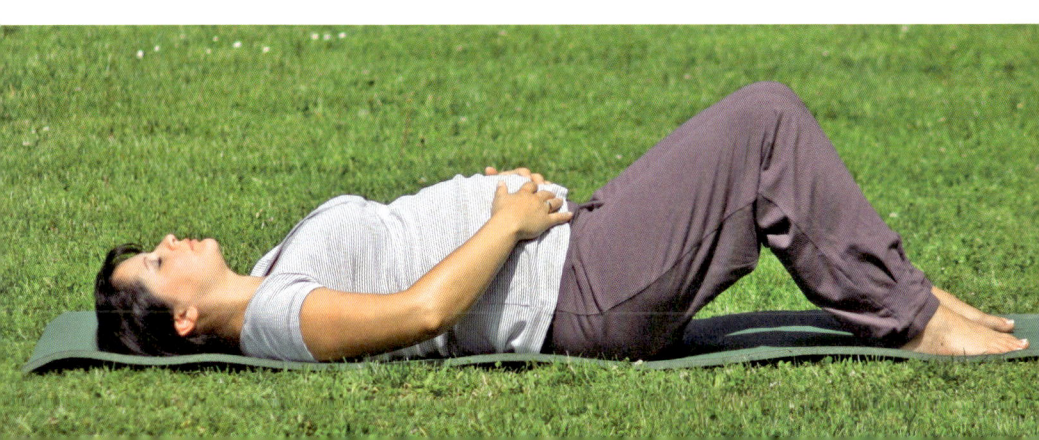

1. Die Nase kreist

Diese Übung mobilisiert und entspannt den Nacken.

Ausführung

Gehen Sie in Gedanken in Ihre Nase und malen Sie mit der Nasenspitze einen winzigen Kreis in die Luft. Dabei bewegt sich Ihr Kopf minimal. Zeichnen Sie acht Kreise linksherum und dann acht Kreise rechtsherum.
Nun wiederholen Sie diese Übung und nehmen den Kopf mit. Ihre Nasenspitze geht nach oben und zieht das Kinn mit. Dann zieht sie nach links und kommt im leichten Bogen nach unten. Sie ziehen das Kinn ein wenig an, drehen nach rechts und gehen im leichten Bogen nach rechts oben und wieder zur Mitte. Ihr Kreis sollte aussehen wie ein Rechteck mit sehr abgerundeten Ecken.
Machen Sie diese Übung achtmal in jede Richtung.

Atmung

Einatmen, wenn die Nase nach oben geht. Ausatmen, wenn die Nase nach unten geht.

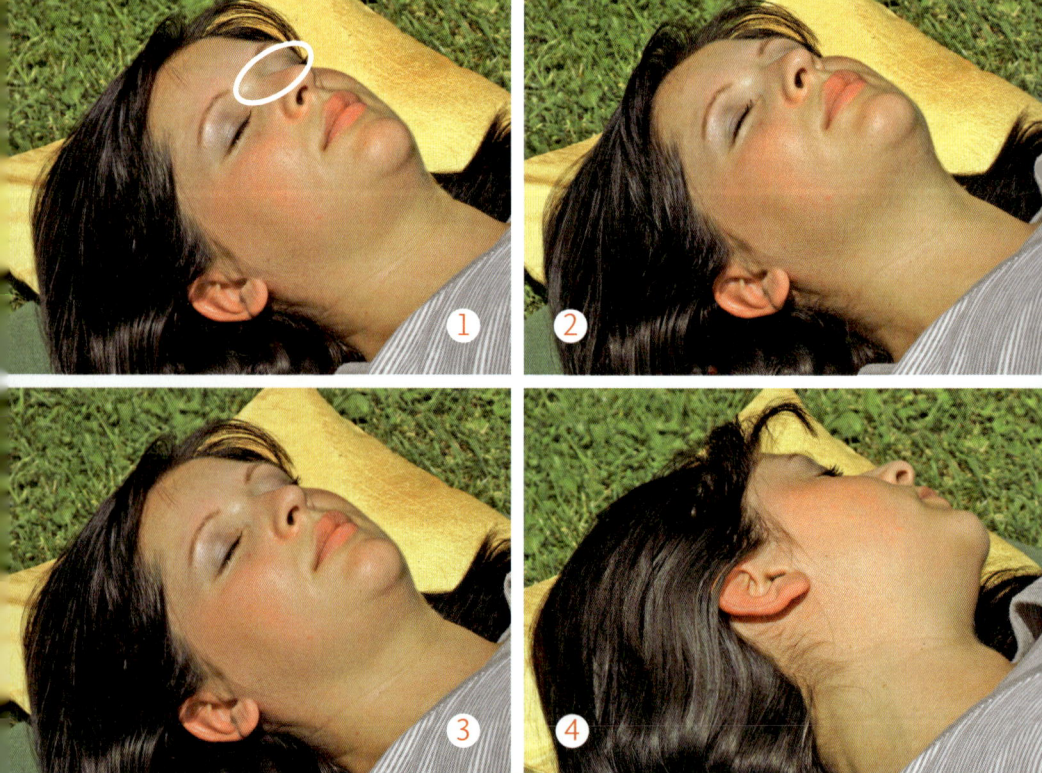

2. Den Nacken mobilisieren

Diese Übung mobilisiert und dehnt die Nackenmuskulatur und sie aktiviert den Blasen-, Gallenblasen-, Dreifach-Erwärmer- und Dünndarmmeridian.

Ausführung

Lassen Sie Ihren Kopf locker nach rechts sinken. Ihre Nasenspitze bringt den Kopf in die Mitte, bis er wieder vollflächig auf dem Hinterkopf aufliegt. Dann lassen Sie ihn nach links sinken – aber nur so weit, wie es locker geht.
Führen Sie diese Übung viermal nach jeder Seite aus.

Atmung

Einatmen, wenn die Nase steigt. Ausatmen, wenn der Kopf zur Seite sinkt.

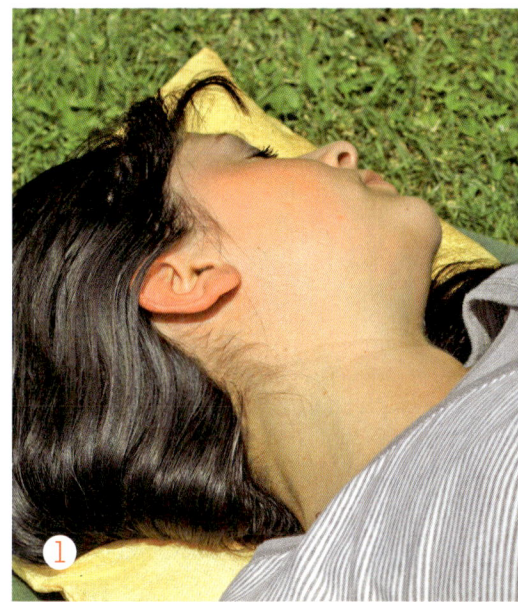

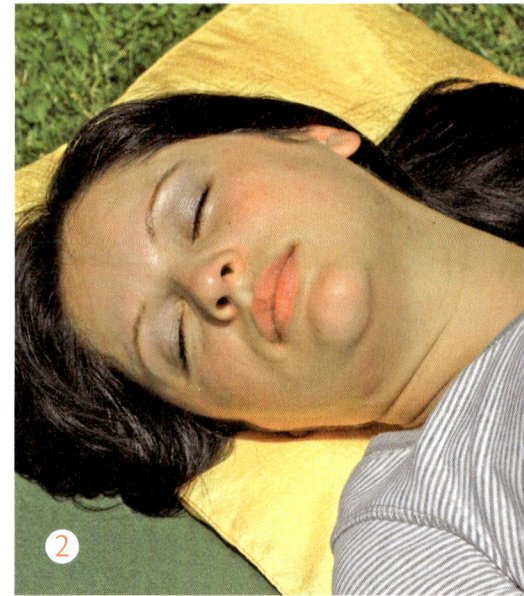

3. Die Arme in den Himmel wachsen lassen

Diese Übung mobilisiert Schultern und Brustwirbelsäule und regt den Kreislauf an. Sie aktiviert den Kreislauf-, Herz-, Dickdarm- und Dünndarmmeridian.

Ausführung

Bleiben Sie entspannt liegen und heben Sie die Arme. Ihre Fingerspitzen zeigen nach oben und die Handflächen zueinander. Dabei können Sie die Beine auch flach ablegen.

Nun ziehen Sie abwechselnd eine Schulter nach oben, legen sie wieder ab und heben die andere von der Matte.
Wiederholen Sie diese Übung je Seite achtmal.

Atmung

Einatmen, wenn ein Arm steigt.
Ausatmen, wenn der Arm sinkt.
Beckenboden!

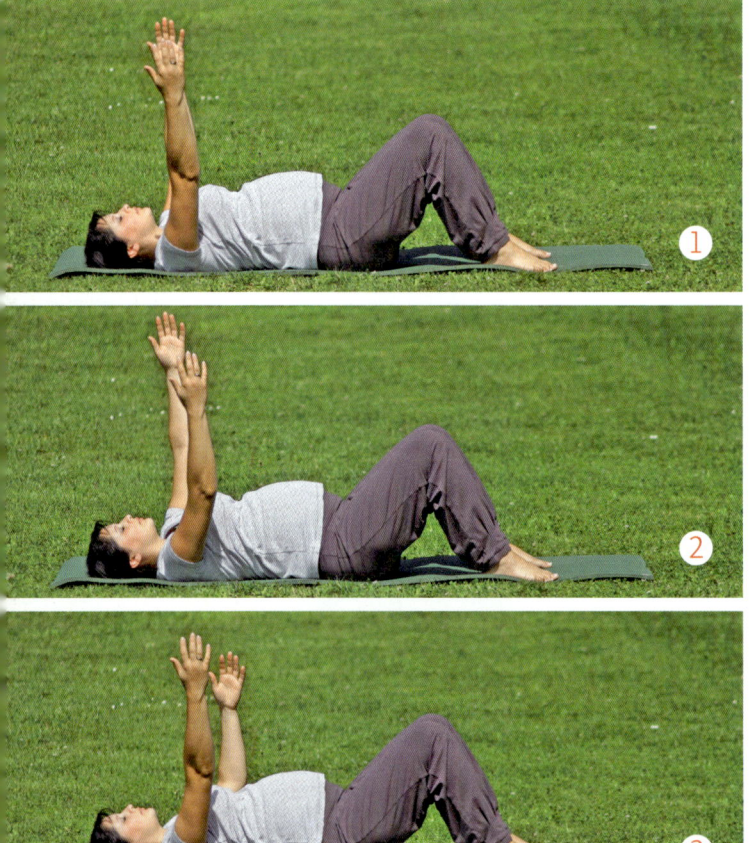

4. Die Arme schwingen

Diese Übung mobilisiert Schultern, Arme und Handgelenke, entspannt den Nacken und aktiviert den Kreislauf. Sie aktiviert außerdem den Gallenblasen-, Herz-, Dickdarm- und Dünndarmmeridian.

Ausführung
Nun drehen Sie die Handflächen zu Ihren Füßen und schwingen die Arme abwechselnd locker vor und zurück. Lassen Sie diese Bewegung durch den ganzen Arm fließen, durch Schultern, Ellbogen, Handgelenke. Die Bewegung ist am Anfang klein und wird immer ausladender. Wenn Sie möchten, können Sie mit den Fingernägeln den Boden hinter Ihrem Kopf berühren. Dann lassen Sie die Bewegungen wieder kleinräumiger werden. Am Schluss bewegen sich nur noch die Handgelenke locker hin und her.
Nach ca. 16 Schwüngen legen Sie Arme und Hände locker an den Körperseiten ab.

Atmung
Richten Sie Ihre Atmung nach der Bewegung des rechten Arms. Geht der Arm nach vorne, atmen Sie aus. Senkt er sich nach hinten, atmen Sie ein.

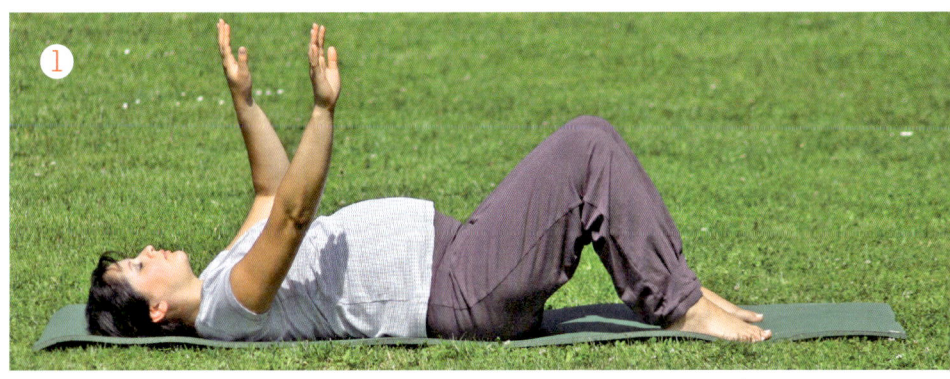

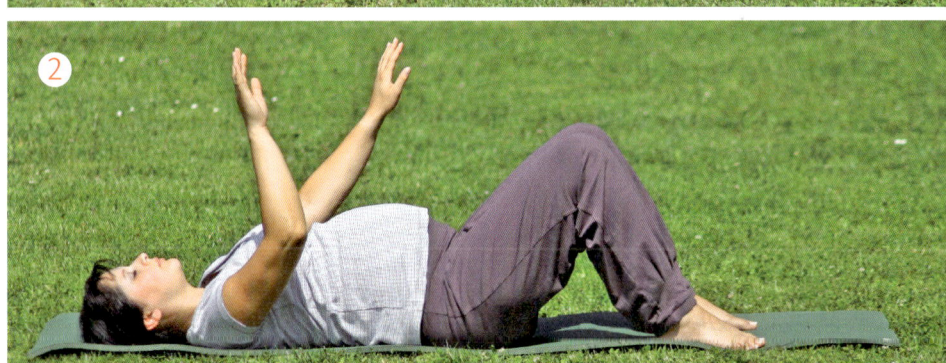

5. Die Lendenwirbelsäule mobilisieren

Diese Übung mobilisiert den Lendenwirbelbereich, aktiviert die Bauchmuskulatur und unterstützt die Verdauung. Sie aktiviert den Magen- und Gallenblasenmeridian.

Ausführung

Sie liegen mit aufgestellten Knien und gerade ausgerichteter Wirbelsäule auf Ihrer Matte, die Arme seitlich am Körper. Nun senken Sie im Ausatmen Ihre Wirbelsäule zur Matte ab, bis Sie das Gefühl haben, mit dem ganzen Rücken auf der Matte zu liegen. Im Einatmen lösen Sie die Lendenwirbelsäule etwas vom Boden – Sie machen ein leichtes Hohlkreuz. (Andrea hat für das Foto die Hände auf den Bauch gelegt, damit man die Ausrichtung des Rückens besser erkennen kann.) Beim Ausatmen lassen Sie wieder Wirbel um Wirbel zur Matte sinken.

Heben Sie mit jeder Wiederholung Ihre Wirbelsäule etwas weiter vom Boden ab, bis Sie auf den Schulterblättern liegen. Spannen Sie dabei Bauch und Po leicht an.

Bei der letzten Wiederholung legen Sie Ihre Wirbelsäule ganz bewusst ab. Spüren Sie nach: Ihr Rücken zerfließt regelrecht auf der Unterlage. Genießen Sie diese Entspannung.

Atmung

Einatmen, wenn sich der Rücken hebt. Ausatmen, wenn der Rücken sinkt. ***Beckenboden!***

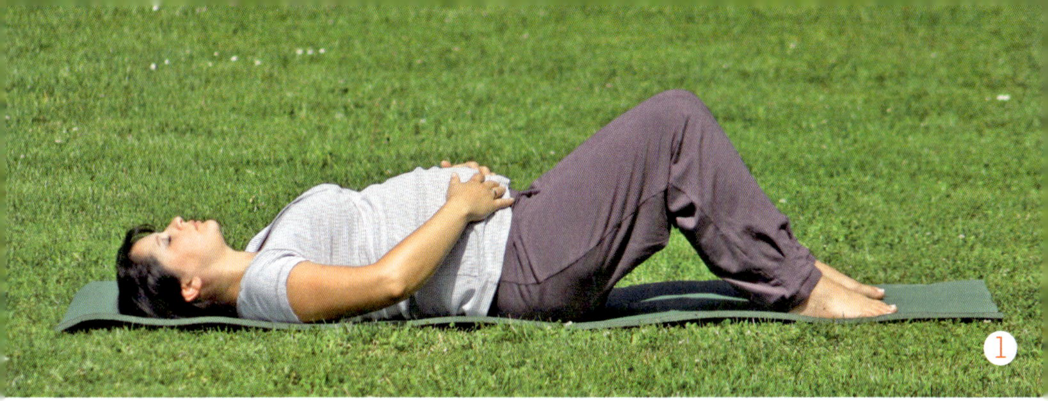

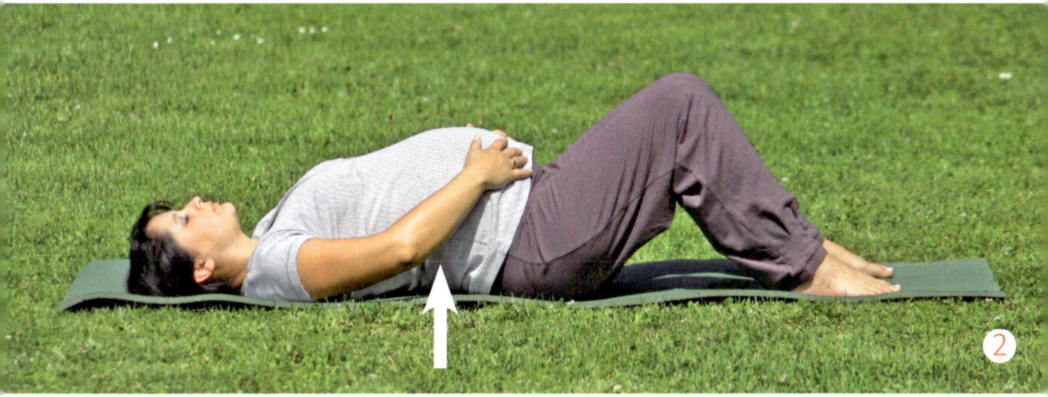

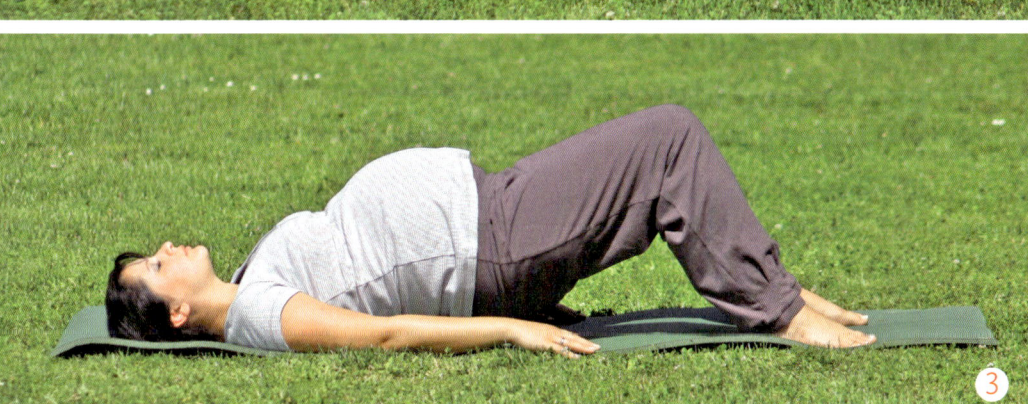
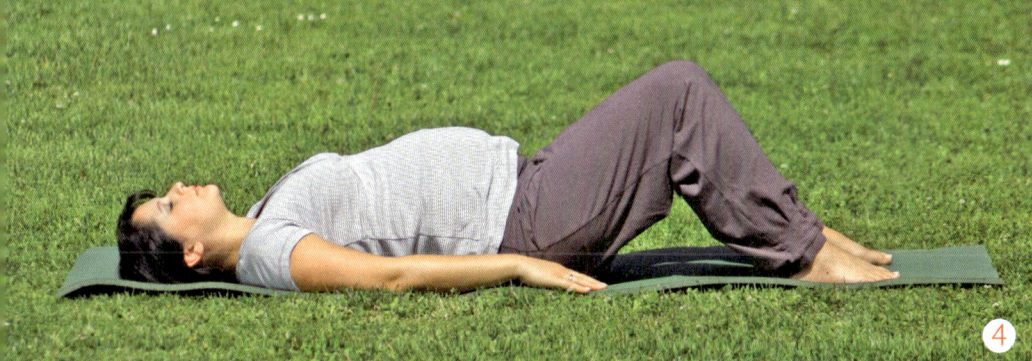

6. Die Füße dehnen

Diese Übung dehnt den Fußrücken bzw. die Fußsohle und Wade, ist gut für den Kreislauf und wirkt als Venenpumpe für den Blutrückfluss im Bein. Sie aktiviert außerdem den Magen-, Milz-, Blasen- und Nierenmeridian.

Ausführung

Sie liegen mit aufgestellten Knien auf dem Rücken, ziehen das linke Bein nach oben und strecken es aus. Jetzt ziehen Sie die Zehenspitzen nach unten, also zu sich her, und spreizen die Zehen. Sie machen acht langsame Atemzüge und dehnen dann die Zehenspitzen von sich weg.

Nach weiteren acht langsamen Atemzügen schütteln Sie den Fuß aus oder kreisen im Fußgelenk und stellen ihn wieder ab. Wiederholen Sie beide Bewegungsabläufe mit dem rechten Bein.

Atmung

Einatmen, wenn Sie die Zehen anziehen. Ausatmen, wenn Sie die Zehen wegdrücken. Einatmen, wenn Sie locker lassen.

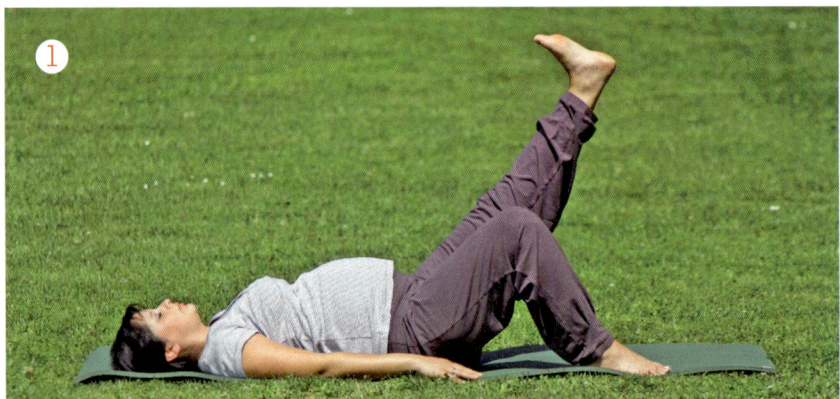

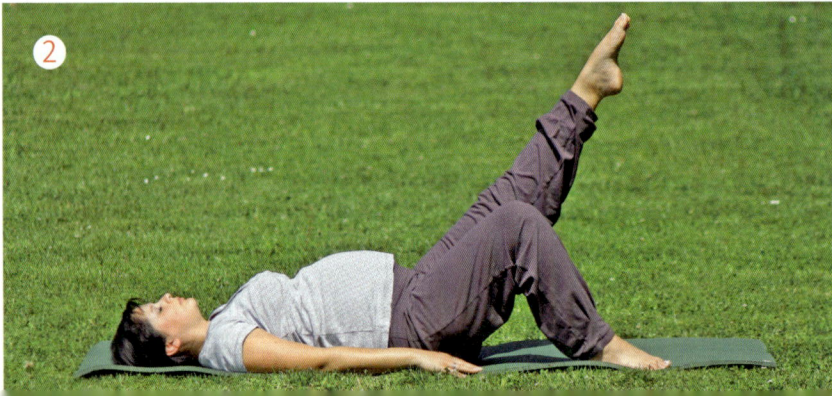

7. Sich winden wie eine Schlange

Diese Übung mobilisiert den Lendenwirbelbereich, dehnt und entspannt die Körperseiten, reguliert die Verdauung und verbessert die Stimmung. Sie aktiviert den Gallenblasen- und Herzmeridian.

Ausführung
Legen Sie die Arme im rechten Winkel zum Körper ab, die Handflächen schauen nach oben. Lassen Sie nun beide aufgestellten Knie entspannt und langsam zur linken Seite sinken. Ihr Blick geht dabei zur rechten Hand, die locker mit dem Handrücken auf dem Boden liegt. Atmen Sie bewusst in die rechte Körperseite. Dann bringen Sie Knie und Kopf zurück in die Ausgangsposition. Wiederholen Sie die Übung nach rechts und dann je Seite viermal. Danach ruhen Sie aus. Wenn Sie möchten, können Sie die Beine ausstrecken. Spüren Sie nach innen.

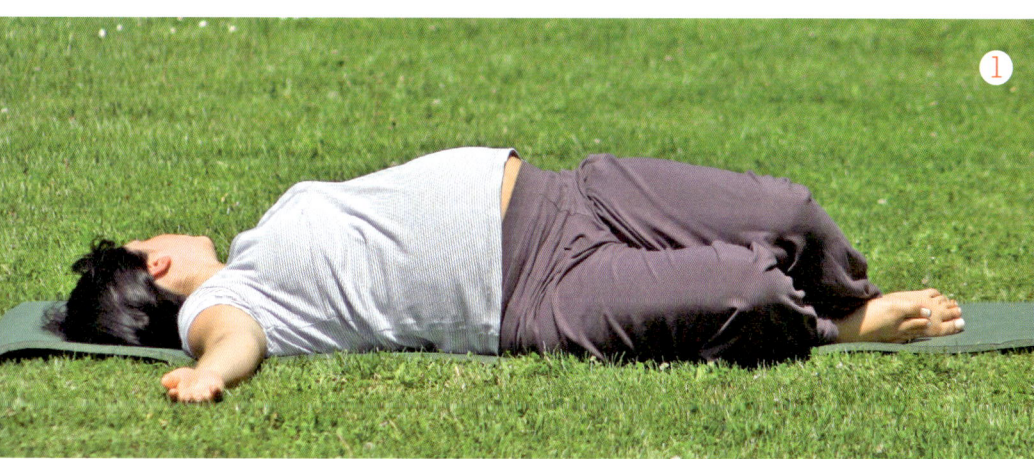

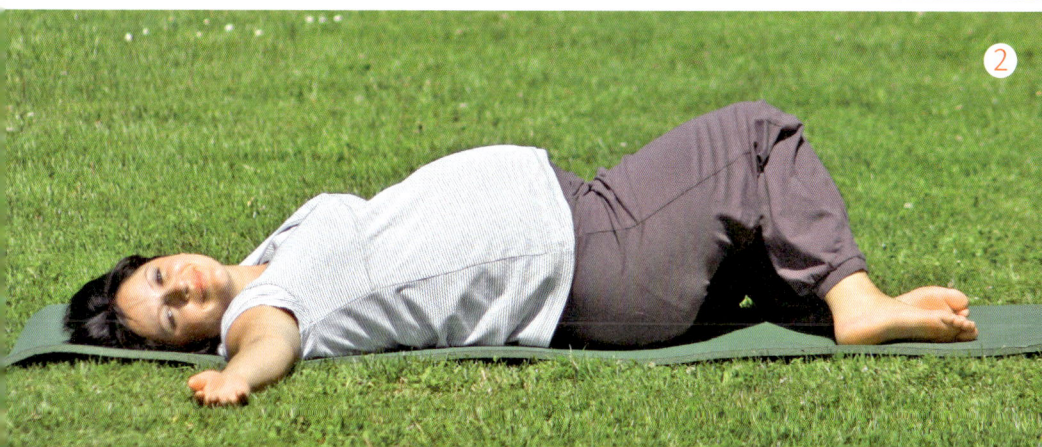

Sich winden wie eine Schlange (Varianten) ⚠

1. Variante:
Finger und Arme dehnen

Diese Übung mobilisiert den Lendenwirbelbereich und dehnt die Finger- und Armmuskulatur. Sie regt den Kreislauf an, reguliert die Verdauung und sorgt für gute Laune. Außerdem aktiviert sie den Gallenblasen-, Herz-, Herzkreislauf- und Dickdarmmeridian.

Ausführung

Die Übung wird wie oben beschrieben durchgeführt. Drücken Sie nun bei jedem Seitenwechsel die Fingernägel der Hand, auf die Sie schauen, auf den Boden. Sie beginnen mit dem Mittelfingernagel, dann kommt der Zeigefinger dazu, der Ringfinger und am Schluss der kleine Finger. Jetzt drücken Sie alle vier Fingernägel auf den Boden. Halten Sie diese Anspannung kurz und lassen Sie los.

Wiederholen Sie die Übung nach rechts und dann je Seite viermal. Dann ruhen Sie aus. Wenn Sie möchten, können Sie die Beine ausstrecken. Spüren Sie in Hände und Arme.

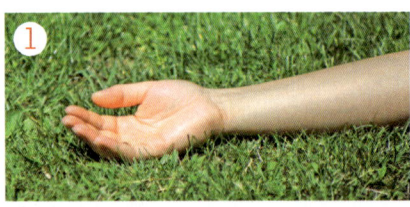

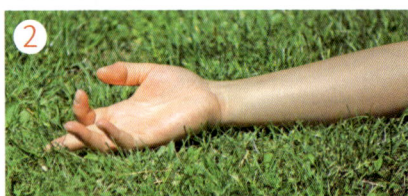

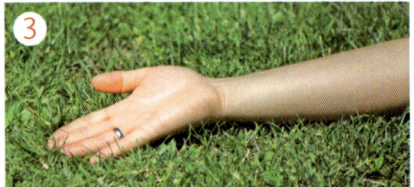

2. Variante:
Fuß übers Knie

Diese Übung mobilisiert und dehnt den Lendenwirbelbereich und die Psoasmuskeln (Lendenmuskeln). Sie reguliert die Verdauung und verbessert die Laune. Außerdem aktiviert sie den Gallenblasen-, Herz-, Herzkreislauf- und Blasenmeridian.

Ausführung

Sie liegen in der Rückenlage, beide Knie sind aufgestellt. Lassen Sie das rechte Knie langsam zur rechten Seite sinken, Ihr Blick geht dabei nach links. Nun heben Sie das linke Bein an und stellen den linken Fuß über das rechte Knie – möglichst am Boden ab. Bleiben Sie

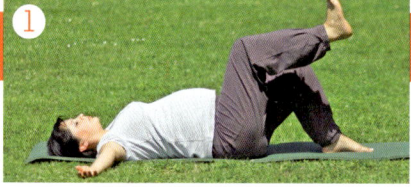

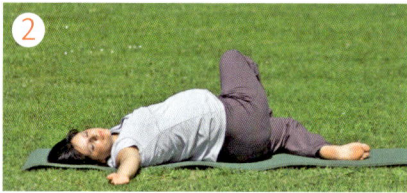

drei Atemzüge in dieser Position; atmen Sie in die linke Körperseite und lassen Sie die Dehnung wirken. Dann nehmen Sie das linke Bein zurück und bringen es in die Ausgangsposition.

Wiederholen Sie die Übung je Seite viermal. Spüren Sie dann nach innen oder machen Sie eine Haltung aus dem Jin Shin Jyutsu®, zum Beispiel Energieschloss 2 am oberen Hüftkamm halten (vgl. S. 125).

3. Variante: Oberschenkel schieben

Wenn die vorangegangene Variante Schwierigkeiten macht, kann stattdessen diese Übung durchgeführt werden.

Ausführung

Sie liegen auf dem Rücken mit hochgestellten Knien. Wenn beide Knie locker zur linken Seite gesunken sind, üben Sie mit der linken

Hand leichten Druck auf den rechten Oberschenkel aus. Damit erreichen Sie etwas mehr Dehnung. Bitte drücken Sie vorsichtig und achten Sie dabei auf die Signale Ihres Körpers. Er sagt Ihnen, wie stark Sie drücken dürfen. Auch diese Übung wiederholen Sie zur anderen Seite.

Abschluss und Atmung siehe oben.

Atmung

Ausatmen, wenn die Beine zur Seite sinken. Einatmen, wenn Sie die Beine wieder aufrichten.

Tipp

Achten Sie darauf, dass die Schultern auf dem Boden bleiben.

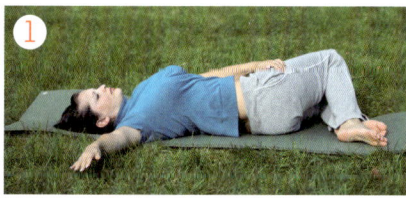

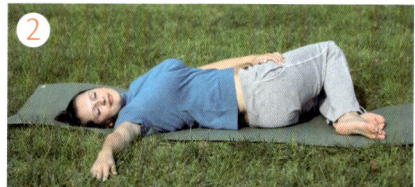

8. Der Affe betet ⚠ Ⓑ!

Achtung: Diese Übung nicht während der Schwangerschaft durchführen!

Diese Übung kräftigt die Beckenboden- und Rumpfmuskulatur, primär den Bauch. Sie aktiviert den Dünndarm- und Blasenmeridian.

Ausführung
In der Rückenlage legen Sie beide Handflächen aufeinander und ziehen die Knie an. Legen Sie nun die Ellbogen innen an die Knie, atmen Sie dabei ein.
Beim Ausatmen heben Sie die Brustwirbel an und drücken die Beine zusammen, während die Arme dagegenhalten. Holen Sie den Druck aus dem Becken und ziehen Sie den Bauch nach innen. Sie atmen ein, legen den Kopf wieder ab und stellen die Beine auf. Entspannen Sie einen Atemzug lang und wiederholen Sie die Übung vier- bis sechsmal.

Atmung
Einatmen, wenn Sie die Beine anheben. Ausatmen, wenn Sie drücken.
Einatmen, wenn Sie lösen. Ausatmen, wenn Sie Kopf und Beine ablegen.

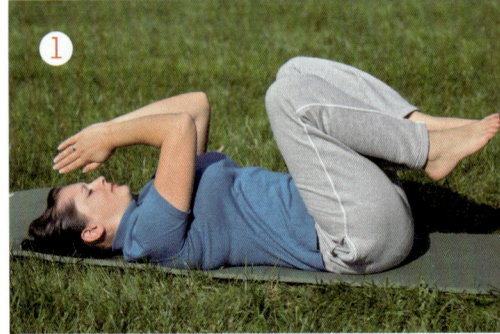

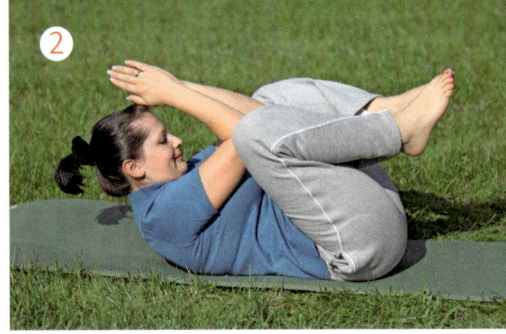

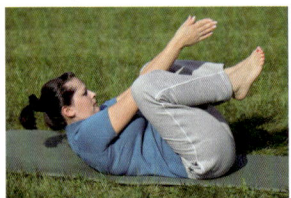

Variante
Diese Variante kräftigt zusätzlich die Nackenmuskulatur.

Ausführung
Sie wiederholen die Übung, diesmal zeigen Ihre Fingerspitzen zu den Zehen.

9. Der Frosch schläft

Hinweis: Diese Übung bitte nicht im Wochenbett durchführen.

Diese Übung dehnt die innere Oberschenkelmuskulatur und öffnet die Leiste. Sie entspannt den Lendenwirbelbereich und den Unterleib und aktiviert den Leber-, Milz- und Nierenmeridian.

Ausführung
Sie bringen beide Fußsohlen zusammen und lassen die Knie locker auseinanderfallen.

Entspannen Sie in dieser Haltung acht Atemzüge lang.

Tipp
Wenn der „Frosch" dann wieder aufwacht, darf er sich ausgiebig räkeln, recken und strecken.

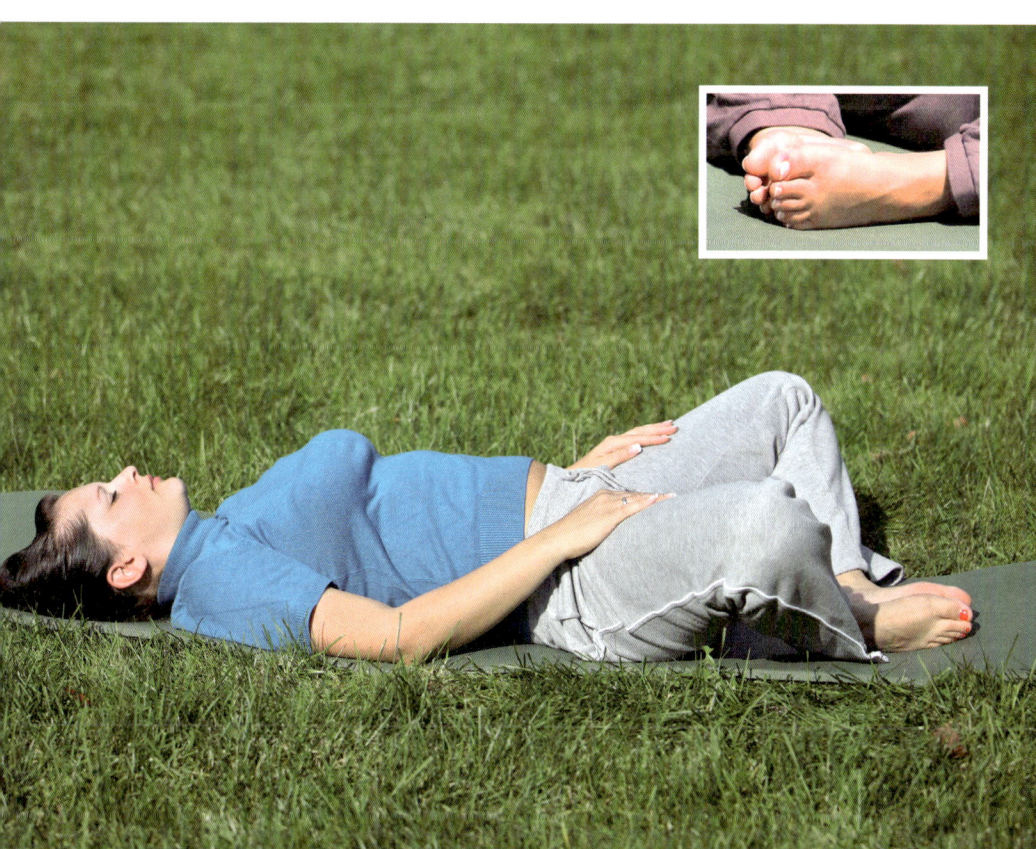

10. Das Päckchen und der Frosch

Hinweis: Diese Übung bitte nicht im Wochenbett durchführen.

Diese Übung unterstützt die Wirbelsäule und mobilisiert zudem den ganzen Rücken. Sie aktiviert den Leber-, Milz-, Blasen- und Nierenmeridian.

Ausführung

Sie liegen auf dem Boden. Beim Ausatmen bewegen Sie die Knie leicht auf und ab. Die Fußsohlen bleiben dabei zusammen und die Wirbelsäule liegt möglichst flach. Für den Ruhezustand lassen Sie die Knie locker auseinanderfallen und lächeln nach innen.

Nun ziehen Sie im Einatmen die geschlossenen Knie an, umfassen mit den Armen das rechte und linke Schienbein und ziehen die Knie so weit wie möglich in Richtung Kopf. Dann heben Sie den Rücken an und bringen die Stirn zu den Knien. Heben Sie den Rücken so weit wie möglich von der Unterlage ab. Beim Ausatmen legen Sie den Kopf langsam ab, stellen die Knie auf und lassen sie dann auseinanderfallen.

Wiederholen Sie die Übung sechs- bis achtmal.

Atmung

Ausatmen, wenn Sie die Knie fallen lassen. Einatmen, wenn Sie die Knie aufstellen.

Ausatmen, wenn Sie den Rücken abheben und den Kopf zu den Knien bringen. Einatmen, wenn Sie sich zurücklegen.

Tipp

Üben Sie mit Geduld und erzwingen Sie keine Dehnung. Lassen Sie beim Frosch die Beine einfach los.

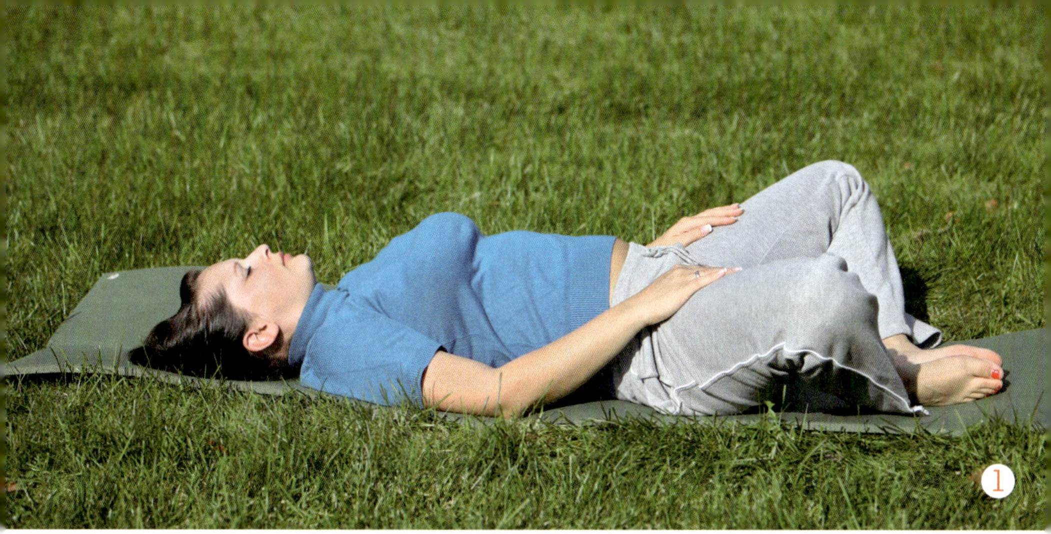

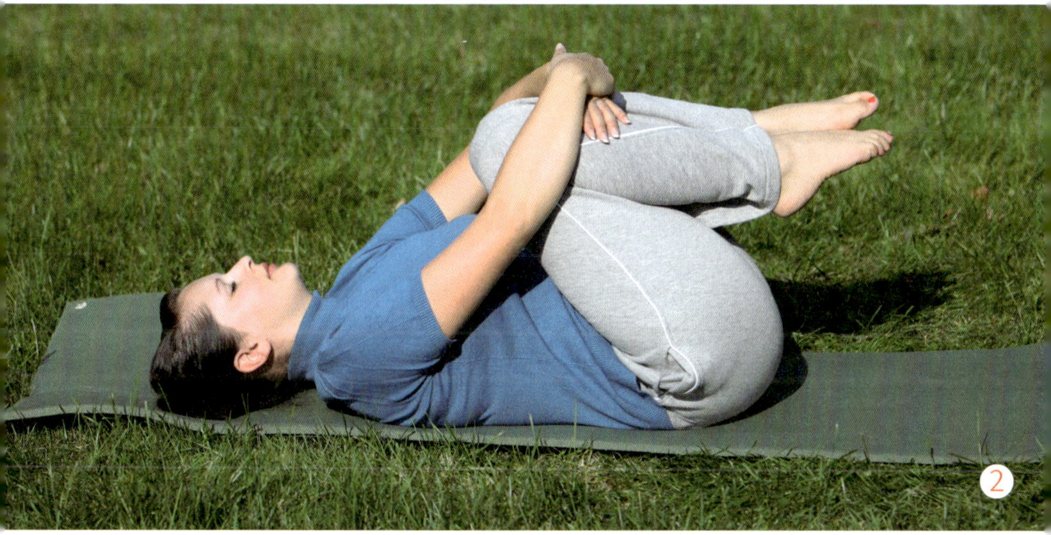

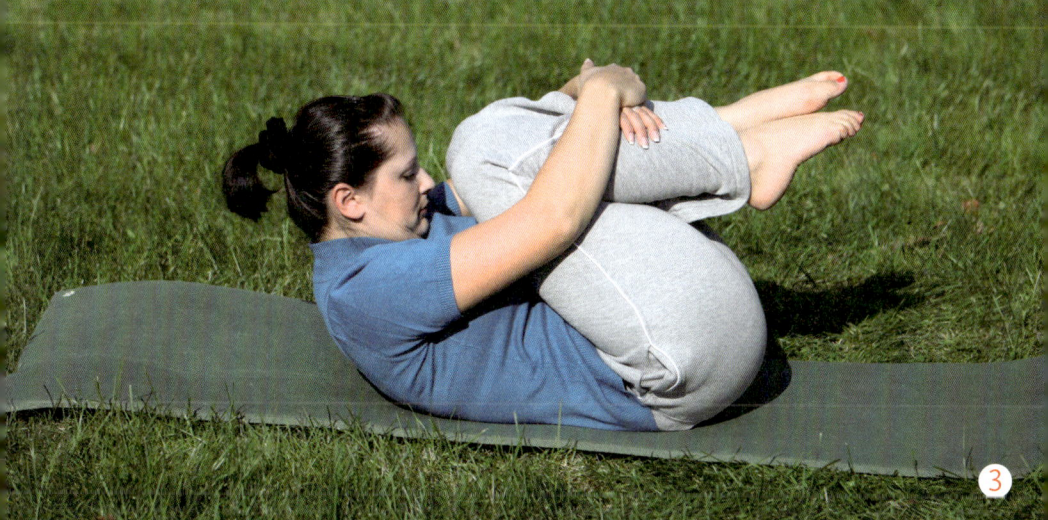

11. Das Krokodil hebt den Kopf

Diese Übung dehnt die Hüftbeuger und kräftigt die Bauchmuskulatur. Sie aktiviert den Nieren- und Blasenmeridian.

Ausführung

Sie liegen mit gestreckten Beinen auf der Matte. Beim Einatmen ziehen Sie mit beiden Händen das linke Knie zum Körper. Das rechte Bein bleibt gestreckt. Der Kopf liegt entspannt auf dem Boden. Beim Ausatmen heben Sie den oberen Rücken in Richtung Knie an. Die Lendenwirbelsäule liegt fest auf der Matte. Kurz halten und beim Einatmen langsam zurück-sinken. Nach einer Atempause wiederholen Sie die Übung und üben dann mit dem anderen Knie.
Je Seite viermal wiederholen. Versuchen Sie mit der Zeit, den Oberkörper immer ein Stückchen weiter anzuheben.

Atmung

Ausatmen, wenn Sie das Knie anziehen. Einatmen, wenn Sie den Kopf und die Brustwirbelsäule anheben.
Ausatmen, wenn Sie zurücksinken. Einatmen in der Ruhephase. Ausatmen, wenn Sie wieder ein Knie anziehen.

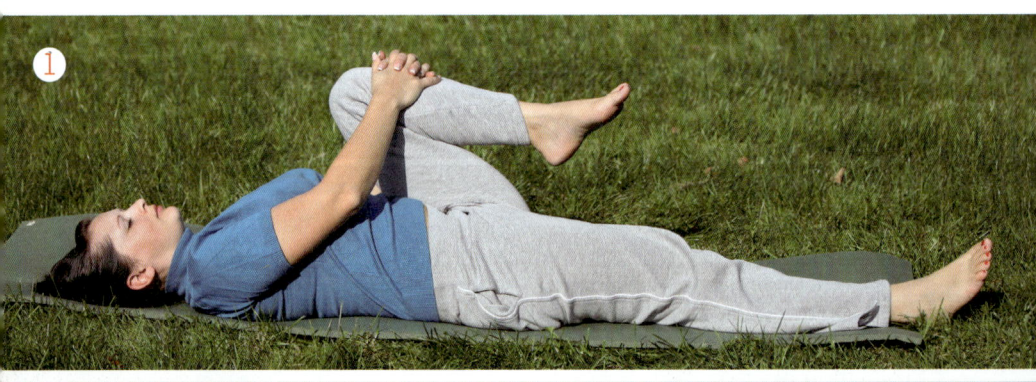

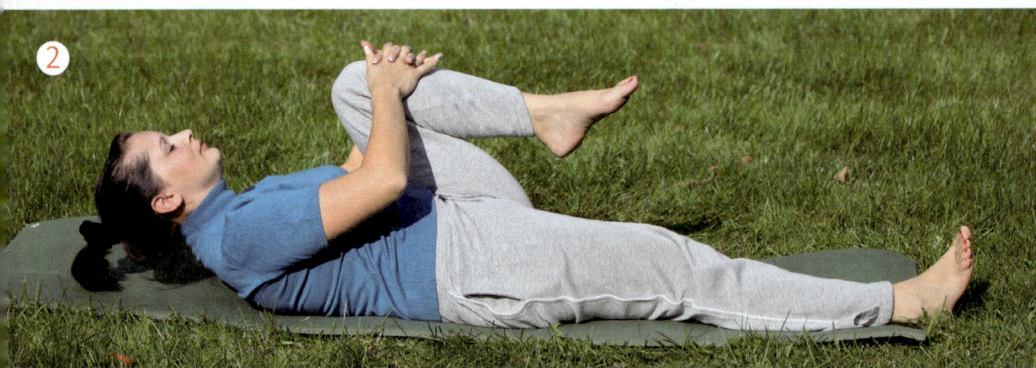

12. Der Käfer

Diese Übung regt das Lymphsystem an und lockert die Arm- und Fußgelenke.

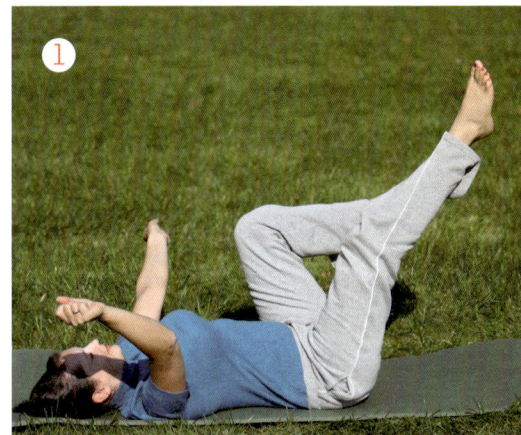

Ausführung
In der Rückenlage strecken Sie Arme und Beine nach oben. Dabei atmen Sie ein. Beim Ausatmen schütteln Sie Arme und Beine locker und zappeln wie ein Käfer, der auf dem Rücken liegt. Sie können die Hände offen lassen oder eine Babyfaust machen, d. h. ganz locker die Finger beugen. Unterstützen Sie die Bewegung mit Lachen oder Seufzen.
Stoppen Sie die Bewegung, aber lassen Sie die Arme und Beine in der Luft.
Dann wiederholen Sie die Übung noch zweimal.

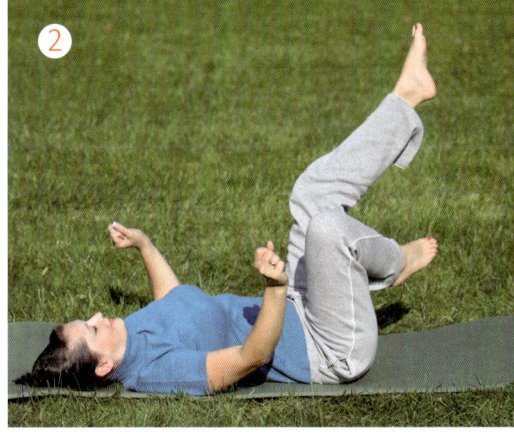

Atmung
Einatmen, wenn Sie Arme und Beine heben. Ausatmen, wenn Sie schütteln.
Einatmen in der Pause. Ausatmen, wenn Sie schütteln.
Einatmen in der Ruhephase. Ausatmen, wenn Sie Arme und Beine absenken.

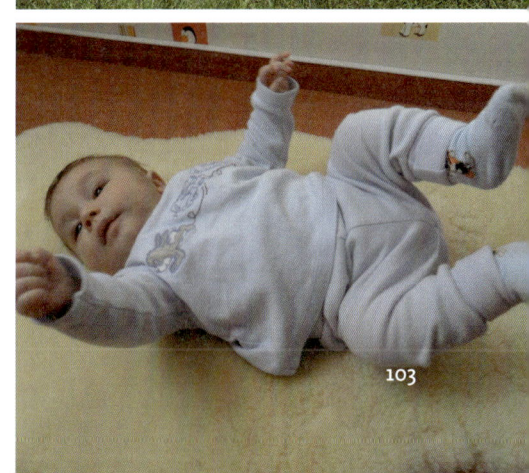

103

Entspannung für zwischendurch

Zum Energietanken und Entspannen zwischendurch eignet sich die folgende kleine Bewegungskombination.

Bleiben Sie entspannt liegen und vergleichen Sie Ihr Körpergefühl mit dem Check am Anfang (vgl. Basisübung S. 87). Wie liegen Sie jetzt? Wie liegt Ihre Wirbelsäule auf? Hat sich etwas verändert? Wie fühlt sich Ihr Rücken an?

Sie können nun Ihren Übungszyklus mit einer für Sie passenden Haltung aus dem Jin Shin Jyutsu® (S. 122 ff.) beenden.

Legen Sie z. B. die rechte Hand in die rechte Leiste und die linke Hand über die Schulter (Energieschloss 11 und 15); bleiben Sie acht Atemzüge so liegen (vgl. S. 124). Diese Haltung entspannt Unterbauch, Beine, Knie und Füße.

Oder Sie legen beide Hände auf die unteren Rippenbögen, Energieschloss 14, und spüren acht Atemzüge nach (vgl. S. 125); diese Haltung harmonisiert oben und unten.

Suchen Sie sich aus, was Ihnen heute guttut.

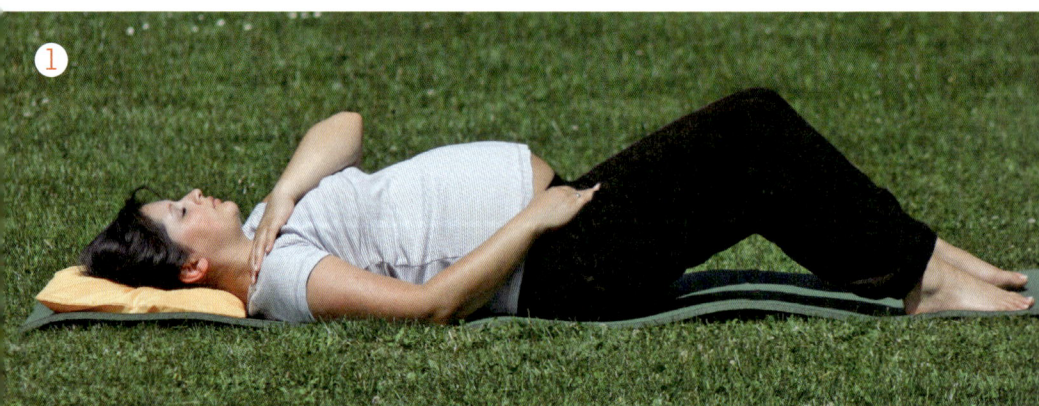

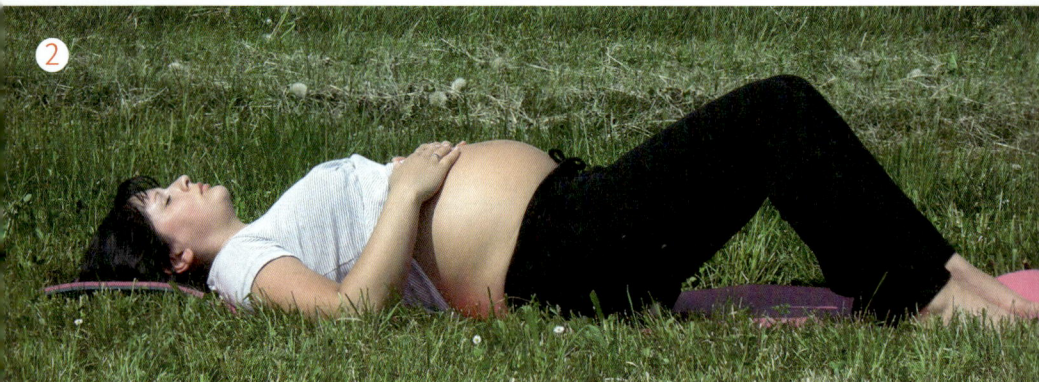

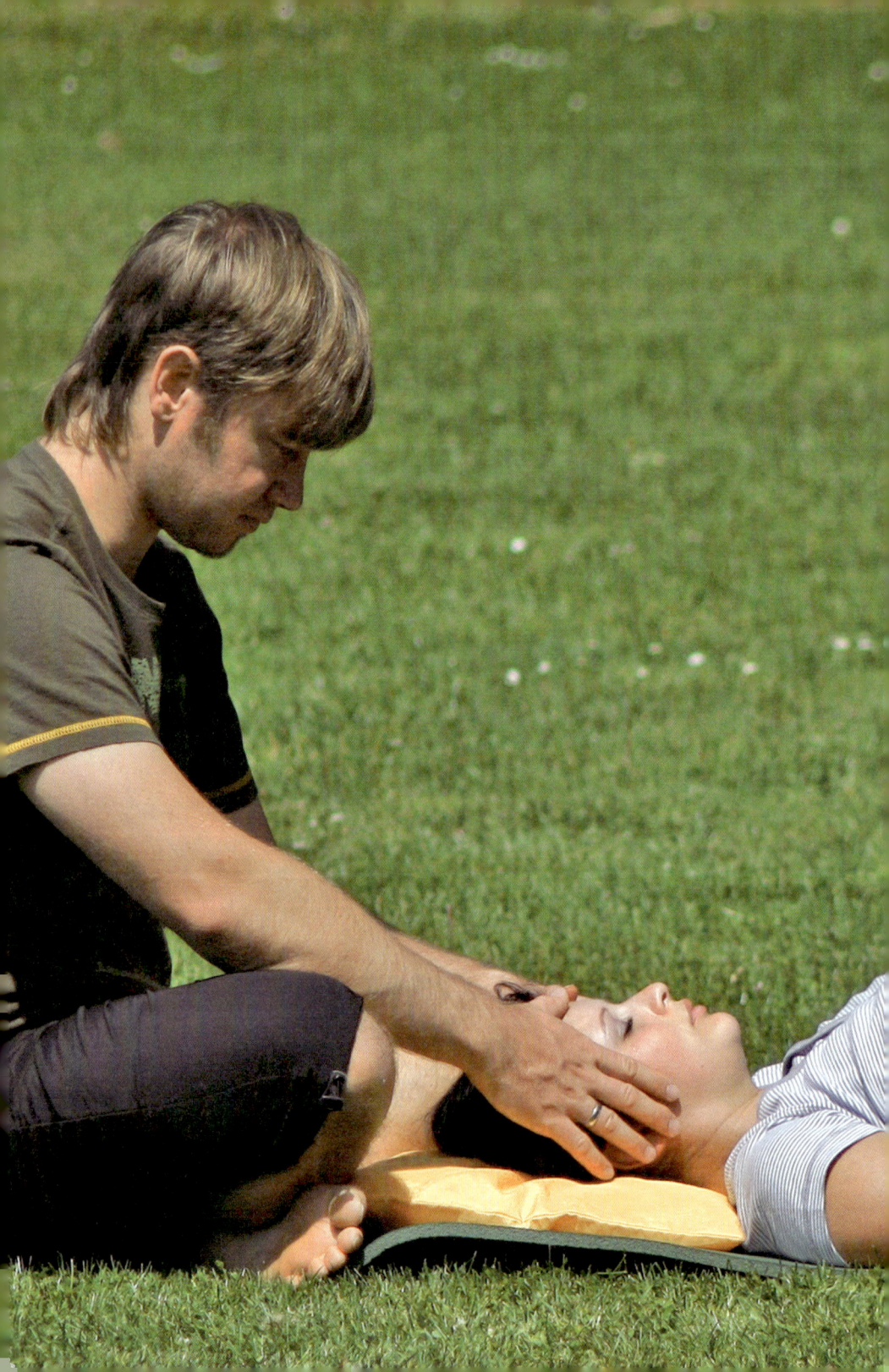

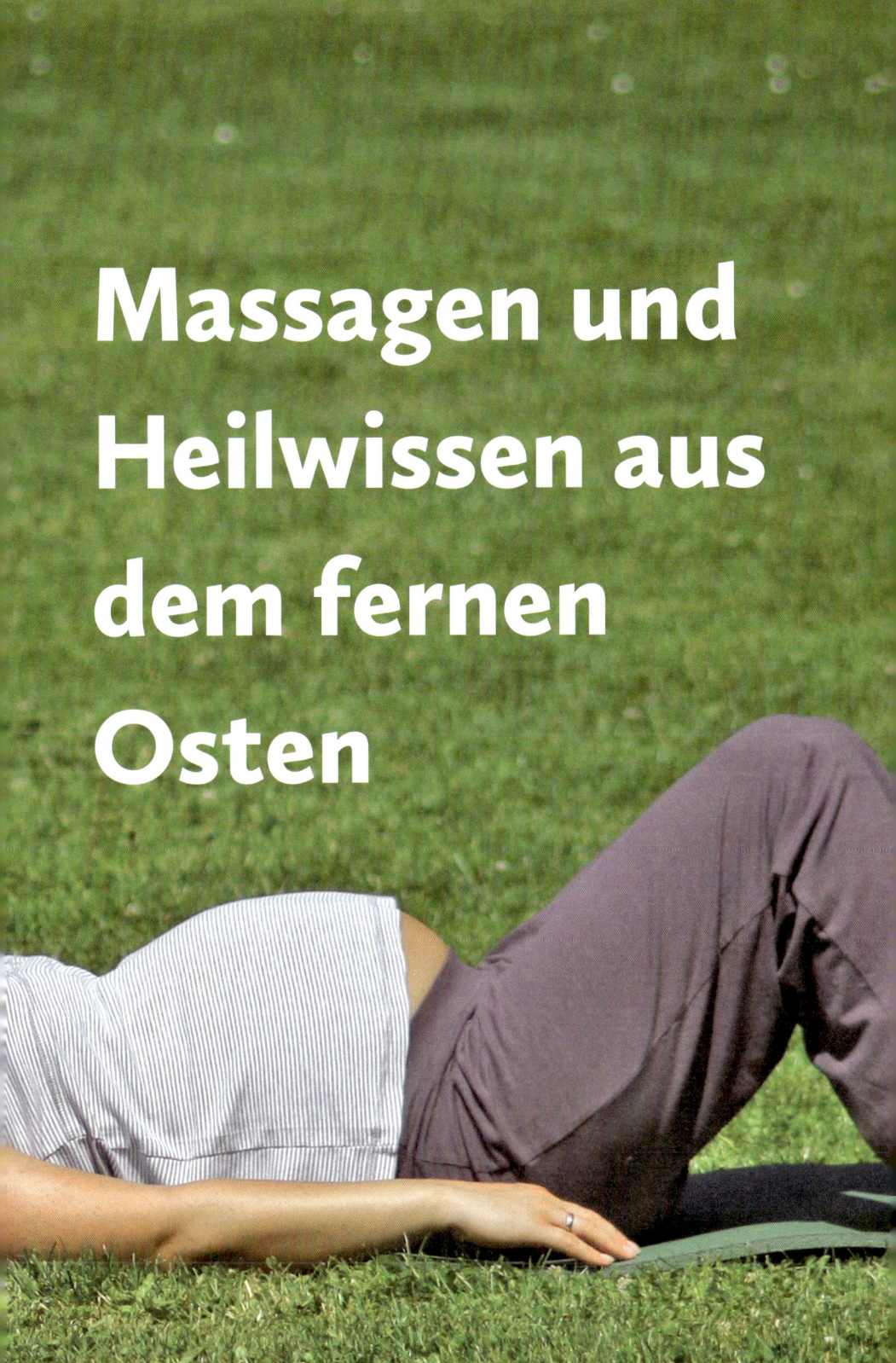

Massagen und Heilwissen aus dem fernen Osten

Massagen aus dem Qi Gong

Selbstmassagen

Für alle Massagen gilt: Massieren Sie immer mit warmen Händen! Sollten Ihre Hände nicht warm sein, dann reiben Sie die Hände aneinander, bis sich eine angenehme Wärme einstellt.

Brustmassage

Diese Massage entspannt und wirkt anregend auf die Funktion der Drüsen und den Milchfluss.

Ausführung

Legen Sie die warmen Hände über Ihre Brüste. Die Brustwarze liegt unter dem Handteller, dem Lao-Gong-Punkt. Die Fingerspitzen der Mittelfinger zeigen zueinander. Spüren Sie, wie die Wärme über die Haut in den Körper fließt. Massieren Sie gleichzeitig beide Brüste mit den Fingerspitzen des Zeige-, Mittel- und Ringfingers mit sanftem Druck vom Brustbein aus nach unten. Die rechte Hand kreist im Uhrzeigersinn um die rechte Brust, die linke gegen den Uhrzeigersinn um die linke Brust, also von innen nach außen. Dies wiederholen Sie acht- bis 16-mal und legen dann die Hände wieder auf die Brustwarzen. Anschließend massieren Sie genauso oft in die Gegenrichtung. Sie beginnen wieder in der Ausgangsposition und ziehen nun in der Körpermitte mit den Händen nach oben, streichen nach außen an der Seite nach unten.
Zum Schluss lassen Sie die Hände drei bis acht Atemzüge auf den Brüsten liegen.

Variante

Wenn Sie möchten, können Sie die Massage noch einmal wiederholen, und zwar so sanft, dass Sie den Körper kaum berühren.
Spüren Sie in Ihren Oberkörper, in die Atmung und den Herzbereich. Genießen Sie die Entspannung.

Atmung

Einatmen, wenn die Hände steigen und oben sind. Ausatmen, wenn die Hände sinken und unten sind.

Tipp

Bewegen Sie entspannt die Schultern mit, das lockert zusätzlich den Schulter- und Nackenbereich.

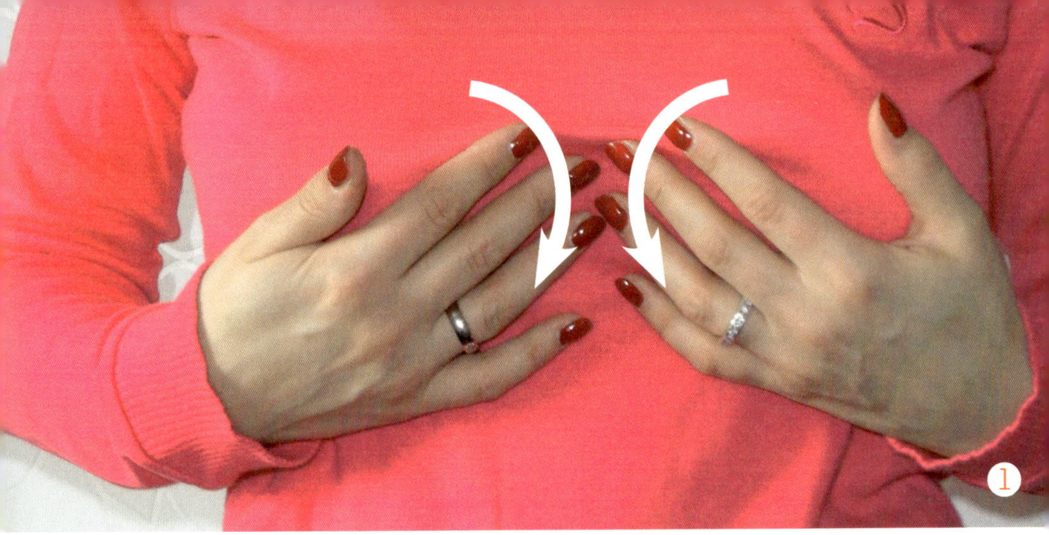

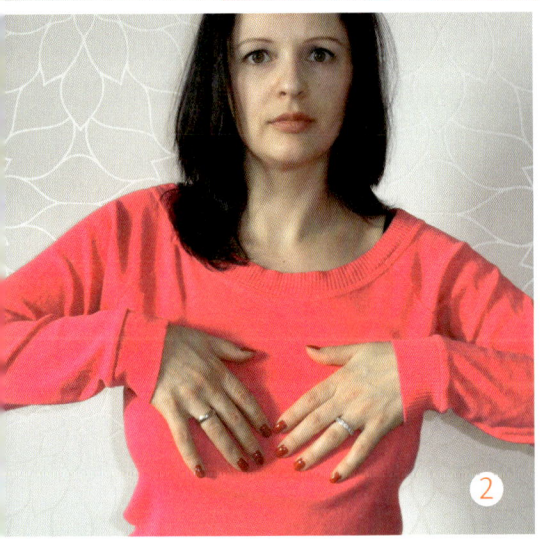

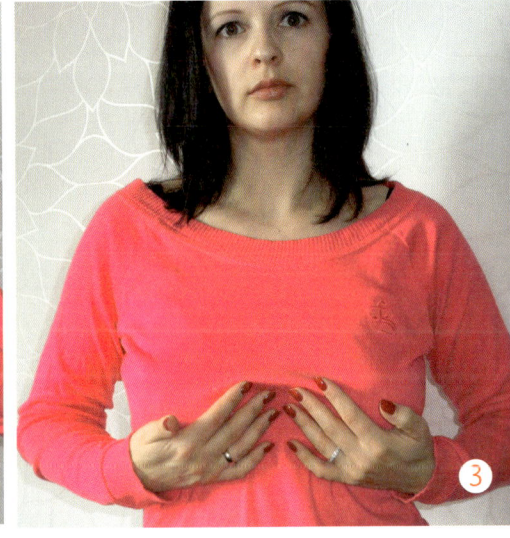

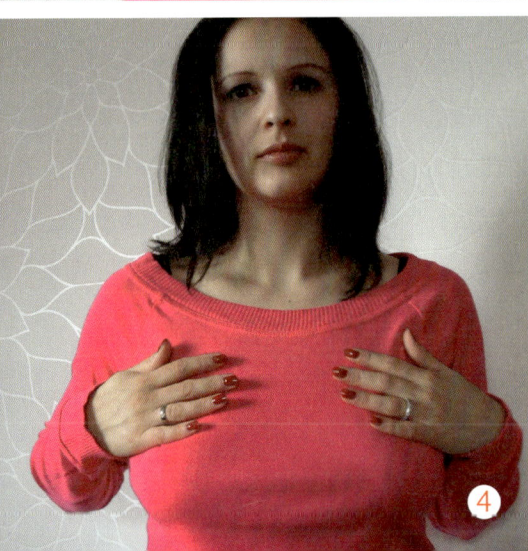

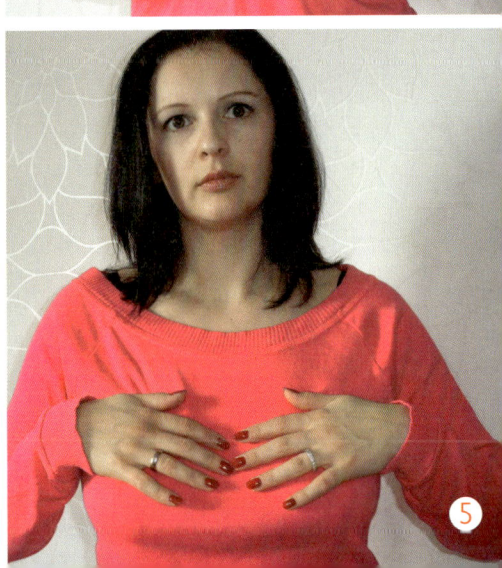

Bauchmassage nach der Schwangerschaft

Diese Massage ist gut für Magen, Milz und Darm, Blase und Nieren; sie wirkt beruhigend und entspannend.

Ausführung

Sie können im Stehen oder im Liegen massieren. Allerdings ist der Stand die bessere Position.
Sie stehen in der Grundstellung, die Füße etwas mehr als schulterbreit auseinander. Spüren Sie in sich und in Ihren sicheren Stand. Ihre Knie sind locker entspannt. Legen Sie beide Hände auf den Nabel. Dabei liegt die Handfläche der einen Hand auf dem Handrücken der anderen Hand.

Nun kreisen Sie in größer werdenden Kreisen im Uhrzeigersinn, also links nach unten und rechts nach oben, über den Bauch. Der letzte Kreis kann bis zu den Rippenbögen und dem Schambein gehen.
Nach acht Kreisen ändern Sie die Richtung. Sie massieren jetzt gegen den Uhrzeigersinn, linksherum. Dabei werden die Kreise wieder kleiner.
Nach acht Kreisen liegen die Hände wieder auf dem Bauchnabel.
Lächeln Sie nach innen sich selbst zu.

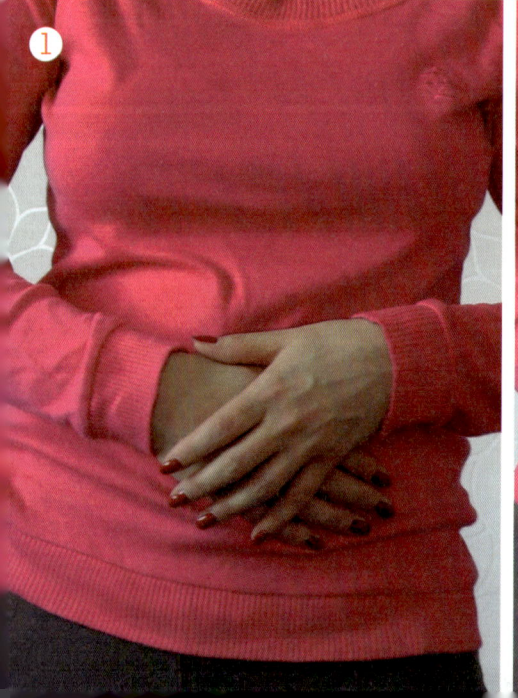
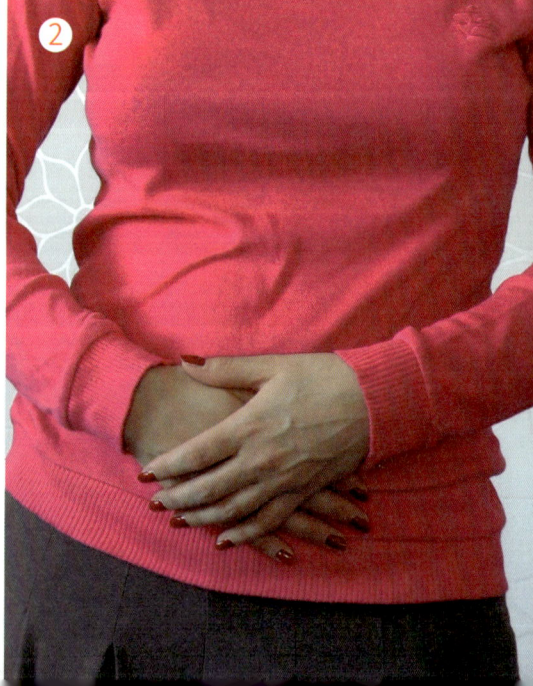

Variante

Wenn Sie möchten, können Sie diese Massage noch erweitern: Sie massieren vom Beckenkamm schräg zu den Leisten und die Leistenbeuge hinunter. Dann ziehen Sie die Hände mit demselben Druck wieder zurück zum Hüftkamm. Das ist besonders in der Rückbildung sehr hilfreich, weil die Durchblutung im Bereich des Unterleibs angeregt wird.

Atmung

Einatmen, wenn die Hände sich aufwärtsbewegen. Ausatmen, wenn die Hände sich abwärtsbewegen.

Tipp

Lassen Sie Ihren Bauch mitarbeiten! Beim Einatmen leicht anspannen, beim Ausatmen entspannen. Stellen Sie sich vor, wie sich Ihre Organe im Bauch bei der Massage entspannen und schicken Sie ein Lächeln dorthin.

Wichtig
Wenn Sie unter Verstopfung leiden, dann massieren Sie nur im Uhrzeigersinn, also nach links unten beginnend.

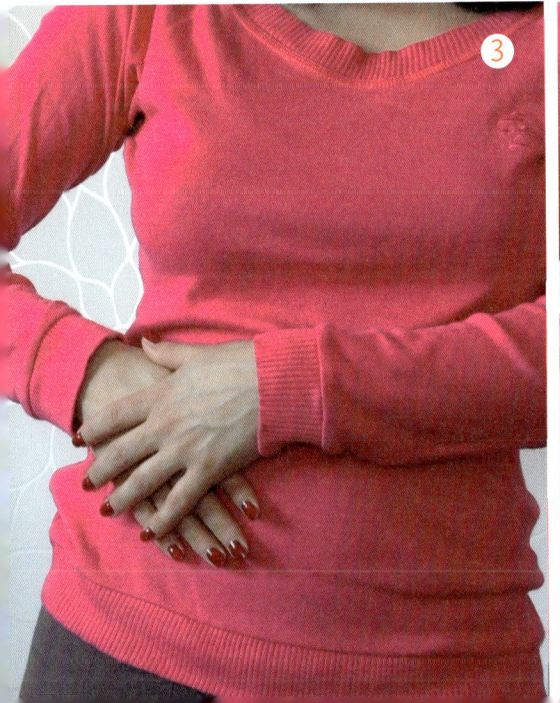

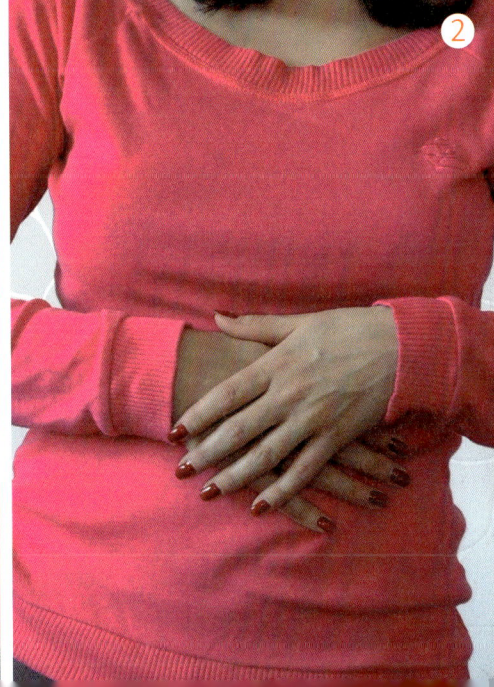

Partnermassagen

Diese Massagen helfen Ihnen, sich körperlich und mental zu entspannen. Es sind ganz einfache Techniken, die zum Teil aus dem Shiatsu und dem Jin Shin Jyutsu® entnommen sind.

Bitte halten Sie sich an die Vorgaben, um in den vollen Genuss der Massagen zu kommen:

Alle Massagen werden langsam und sanft ausgeführt. Helfen Sie Ihrem Partner. Geben Sie Rückmeldung. Lassen Sie ihn an Ihrem Wohlbefinden teilhaben, und: Massieren auch Sie Ihren Partner.

Für alle Massagen gilt: Massieren Sie immer mit warmen Händen!

Sollten ihre Hände nicht warm sein, dann reiben Sie die Hände aneinander, bis sich eine angenehme Wärme einstellt.

Die erste Massage eignet sich auch als Start oder Abschluss der „Bodenübungen".

Wie hätte ich meine Schwangerschaft wohl überstanden ohne die wohltuenden Behandlungen mit Shiatsu? Wie überstehen es all die anderen Frauen, die die Techniken des Qi Gong und der Massagen nicht anwenden? Das habe ich mich oft in meiner Schwangerschaft gefragt. Egal, ob beim starken Sodbrennen, der Übelkeit oder geschwollenen Beinen – es war stets das Einzige, das mir geholfen hat. Die liebevolle Unterstützung von meinem Partner durch seine Massage-Handgriffe hat ihn zugleich an meiner Schwangerschaft intensiv teilhaben lassen. Unser Kind hat die zärtlichen Berührungen im Bauch sehr genossen, was sich bis heute auf unser liebevolles Verhältnis auswirkt.

Christiana Helth, Dipl.-Physiotherapeutin

Becken und Beine lockern

Diese Massage lockert Becken, Leiste und Beine. Sie unterstützt die Atmung.

Ausführung

Sie liegen in Rückenlage und legen Ihre Fersen auf den Handballen oder den Handflächen Ihres Partners ab. Achten Sie darauf, dass Ihre Knie so abgewinkelt sind, dass Sie entspannt liegen können.

Ihr Partner achtet auf Ihren Atem. Immer wenn Sie ausatmen, bewegt er beide Hände gleichzeitig leicht auf und ab. Es fühlt sich wie ein sanftes Schütteln an.
Sie atmen mit, also in kleinen Stößen aus.

Atmung

Einatmen in der Ruhephase. Ausatmen im Auf und Ab.

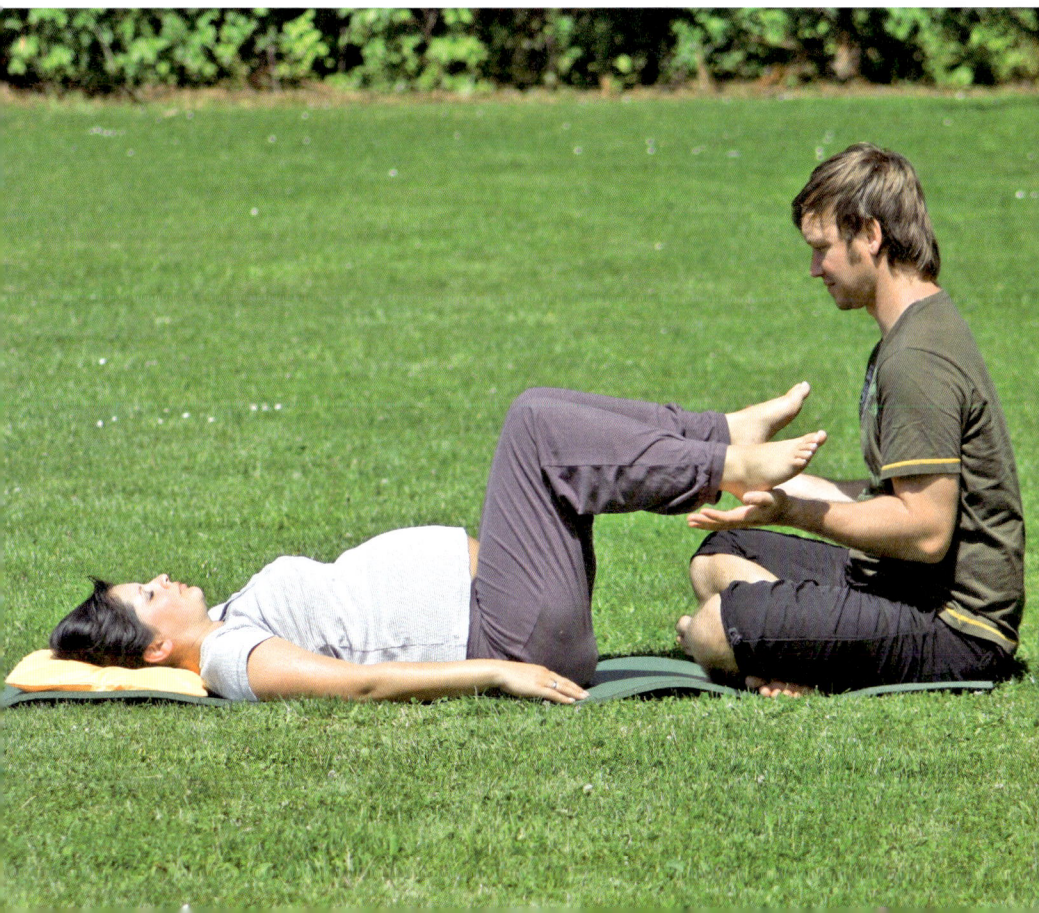

In zehn Schritten zum entspannten Fuß

Diese Massage lockert und entspannt die Füße. Sie sorgt für bessere Durchblutung und sensibilisiert die Füße.

Ausführung

Sie liegen in Rückenlage und Ihr Partner hält Ihren rechten Fuß. Achten Sie darauf, dass Ihr Knie so weit abgewinkelt ist, dass Sie entspannt liegen können. Ihr linkes Bein stellen Sie auf.

Anleitung für den Partner

1. Die rechte Ferse Ihrer Partnerin liegt in Ihrer linken Hand. Mit der rechten Hand umfassen Sie die Zehen und bewegen sanft Fuß und Fußgelenk. Nun kreisen Sie acht-/16-mal von innen nach außen und acht-/16-mal von außen nach innen. Achten Sie darauf, dass das Kreisen aus dem Fußgelenk kommt.
2. In derselben Handhaltung schieben Sie 16-mal die Zehen und den Vorderfuß vor und zurück.

3. Fassen Sie den Fuß mit Ihrem Daumen am Innenknöchel, die anderen Finger liegen auf dem Außenknöchel. Nun drücken Sie abwechselnd innen bzw. außen am Knöchel, bis sich der Fuß langsam und locker von einer Seite zur anderen bewegen lässt.

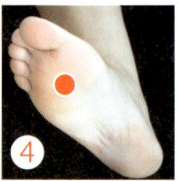

4. Nun legen Sie Ihren Daumen oder Handballen auf Niere 1 (vgl. S. 14) und kreisen 16-mal von innen nach außen und 16-mal in der Gegenrichtung.

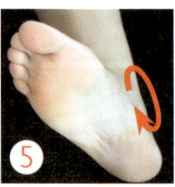

5. Kreisen Sie mit dem Daumen acht-/16-mal im Uhrzeigersinn

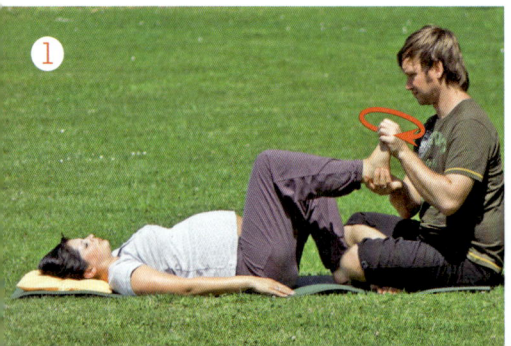

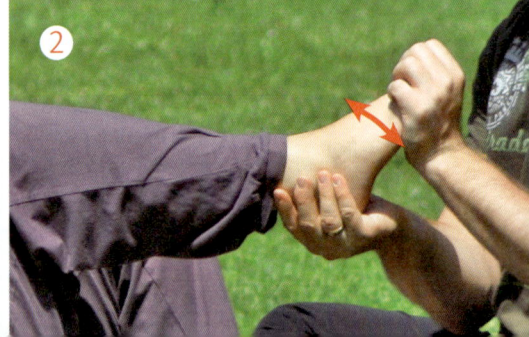

um den Innenknöchel und
dann in die andere Richtung.

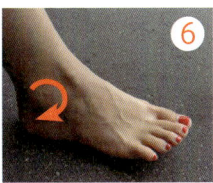

6. Kreisen Sie mit den anderen
   Fingern acht-/16-mal im Uhrzeigersinn um den Außenknöchel und dann acht-/16-mal in
   Gegenrichtung.

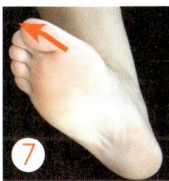

7. Massieren Sie jede einzelne
   Zehe von der Zehenwurzel zur
   Zehenspitze.
8. Klopfen Sie mit der Hand leicht
   und locker die Fußsohle aus.

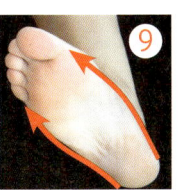

9. Streichen oder kneten Sie die
   Innen- und die Außenkante des
   Fußes von der Ferse bis zu den
   Zehen und wiederholen Sie dies
   dreimal.
10. Streichen Sie den Fußrücken
    vom Gelenk bis zu den Zehen-
    spitzen dreimal aus und halten
    Sie zum Schluss den Fuß kurz
    zwischen beiden Händen.

Ehe Sie den anderen Fuß massieren, darf Ihre Partnerin nachspüren und Ihnen sagen, wie sich der
massierte Fuß anfühlt.
Wenn beide Füße massiert sind,
dann bietet sich ein Rollentausch
an, damit beide guten Fußes durch
den Tag gehen können!

Beinmassage

Diese Massage entspannt die Beine und sorgt für besseren Lymphfluss und bessere Durchblutung, auch des Unterleibs.

Ausführung
Legen Sie in bequemer Rückenlage Ihren Fuß auf dem Oberschenkel Ihres Partners ab. Ihr Knie ist leicht gebeugt.

Anleitung für den Partner
Suchen Sie sich eine bequeme Sitzhaltung. Fassen Sie das Bein Ihrer Partnerin mit beiden Händen am Knöchel. Dabei liegt das Bein zwischen ihrem Daumen und Zeigefinger (Tigermaul vgl. S. 15).
Nun ziehen Sie Haut und Muskulatur sanft nach oben, zum Körper hin, üben leichten Druck aus und lösen dann die Hände. Das Gewebe kann zurückgleiten. Setzen Sie die Hände ein wenig höher an und fahren Sie in der beschriebenen Weise fort bis zum Knie. Das Knie wird für eine kleine Streicheleinheit ausgespart. Oberhalb der Kniescheibe setzen Sie die Massage fort bis zur Leistenbeuge.
Sie können diese Massage bis zu dreimal wiederholen und dann zum anderen Bein wechseln.

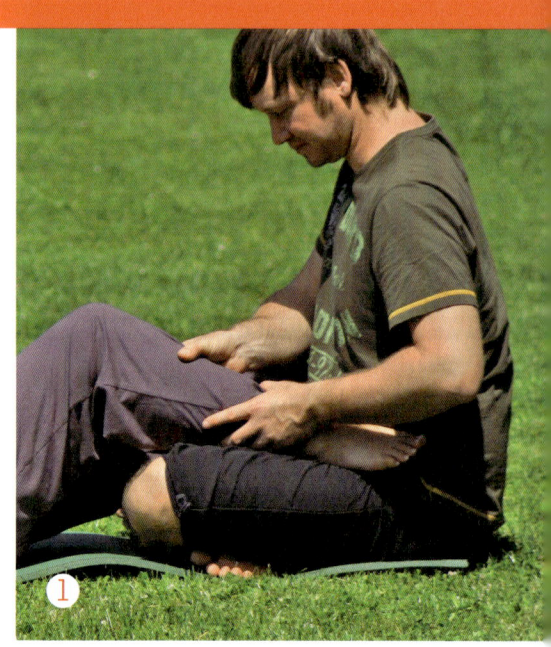

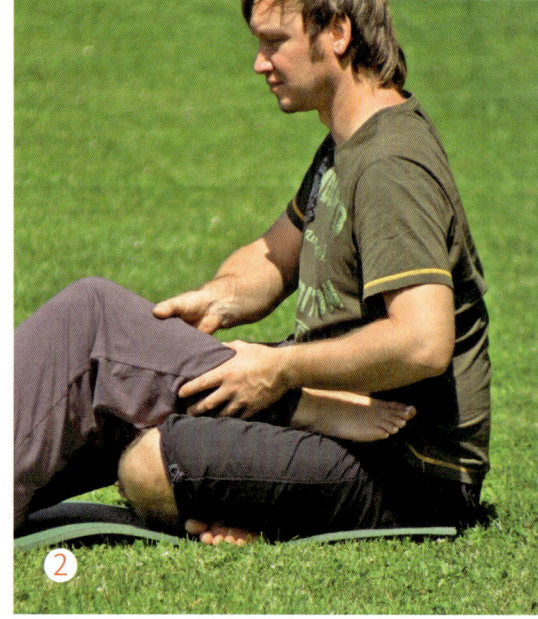

116

Massage für Schultern und Nacken

Diese Massage entspannt den Schulter-Nackenbereich, die Rückenmuskulatur und die Lendenwirbelsäule.

Ausführung
Je nach Verfassung liegen Sie bequem auf dem Bauch oder Sie sitzen, wie bei der Massage für den unteren Rücken (siehe oben) beschrieben. Ihr Partner kniet oder sitzt hinter Ihnen.

Anleitung für den Partner
Führen Sie jeden Schritt achtmal aus:
1. Legen Sie die linke Hand auf die linke Schulter Ihrer Partnerin und malen mit der rechten eine große liegende Acht über deren Schulterblätter
   a. mit der flachen Hand,
   b. mit aufgestellten Fingern,
   c. mit dem Handballen.
2. Nun massieren Sie mit der linken Hand weiter und wiederholen a–c, dabei schließen Sie die Schultergelenke und den Oberarm in die Massage mit ein.
3. Mit Zeige- und Ringfinger zeichnen Sie nun eine kleine liegende Acht ganz sanft im Nacken über die Wirbelsäule.
4. Lassen Sie die Acht nun langsam nach unten in Richtung Lendenwirbelsäule sinken. Sie ziehen die

Schlaufen einfach etwas tiefer. So kommen Sie locker am Steißbein an.
5. Nun lassen Sie acht Atemzüge lang Ihre rechte Hand am Nacken und die linke Hand am Steißbein Ihrer Partnerin liegen.
6. Zum Schluss streichen Sie langsam mit dem Zeige- und Mittelfinger der rechten Hand die Wirbelsäule Ihrer Partnerin hinunter.

Hinweis
Die liegende Acht ist bekannt als Stresskiller. Deshalb hat sie auch entspannende Wirkung auf den Masseur.

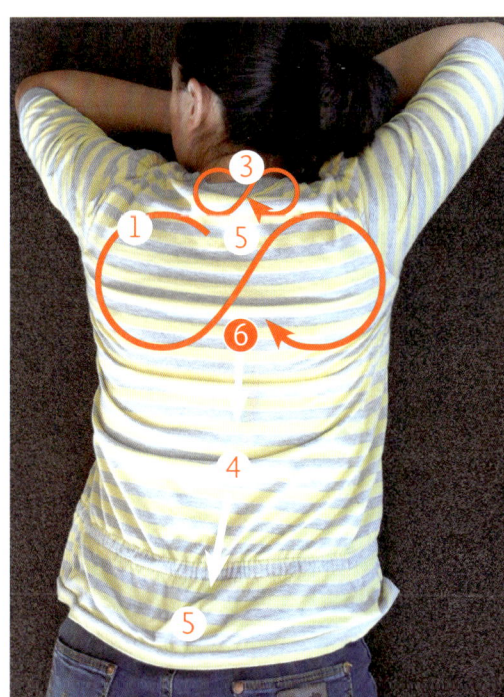

Entspannung für den unteren Rücken

Diese Massage entspannt den unteren Rücken und den Unterbauch und fördert die Durchblutung im Becken.

Wenn möglich, führen Sie diese Massage in Bauchlage durch. Sie können sich aber auch auf einen Hocker setzen, den Rücken rund machen und die Stirn auf den Daumen abstützen (vgl. S. 85, Back to back).

Verbinden Sie Ihren Atemrhythmus mit dem Ihres Partners. Wenn Sie ausatmen, dann stellen Sie sich vor, Ihr Atem fließt in die Stelle, wo seine Hände liegen.

Anleitung für den Partner

Sie reiben Ihre Hände, bis sie angenehm warm sind.

Nun legen Sie beide Hände rechts und links auf den Hüftkamm Ihrer Partnerin. Achten Sie darauf, wie sie atmet. Dann verbinden Sie sich in der Atmung. Sie atmen gleichzeitig ein und aus. Stellen Sie sich vor, dass beim Ausatmen Ihr Atem durch Ihre Hände in den Rücken Ihrer Partnerin fließt.

Nach jeweils drei bis sechs Atemzügen versetzen Sie Ihre Hände:

1. Position: außen am Hüftkamm
2. Position: am Hüftkamm nach innen zur Wirbelsäule
3. Position: wie 1., aber um eine Handbreit nach oben versetzt
4. Position: wie 2., aber um eine Handbreit nach oben versetzt
5. Position: wie 1., aber um eine Handbreit nach unten versetzt
6. Position: wie 2., aber um eine Handbreit nach unten versetzt
7. Position: Eine Hand liegt auf der unteren Lendenwirbelsäule, die andere am Übergang der Hals- zur Brustwirbelsäule. Die Fingerspitzen zeigen nach unten.

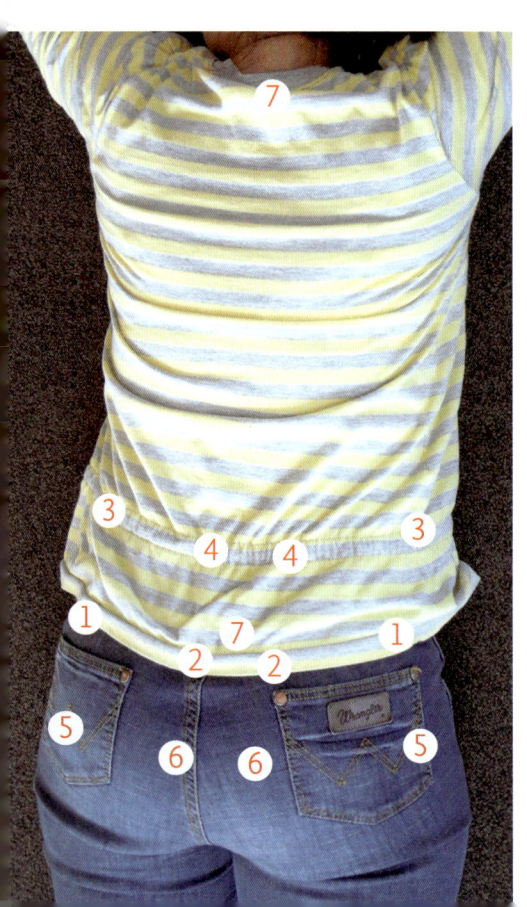

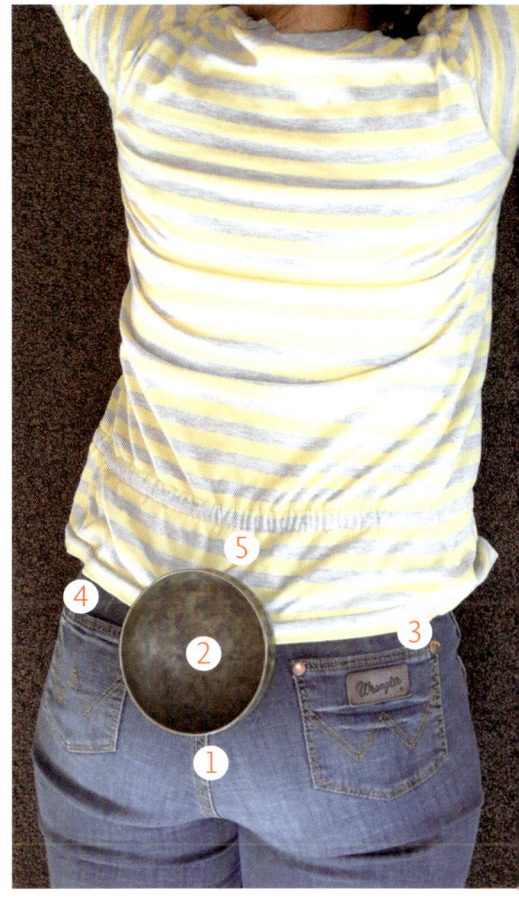
Wichtig: Die Arme dürfen nicht überkreuzt sein!

Variante mit Klangschale

Die Klangschalenmassage kann mit der obenstehenden Rücken-massage kombiniert oder eigen-ständig durchgeführt werden. Sie stellen eine Klangschale auf das Steißbein. Mit dem Klöppel bringen Sie die Schale in sanfte Schwingung. Achten Sie darauf, dass der Klang „ausschwingt". Schlagen Sie die Schale erneut an oder bringen Sie sie in die nächste Position.

1. Position: Steißbein
2. Position: Kreuzbein
3. Position: rechte Hüfte
4. Position: linke Hüfte
5. Position: untere Lendenwirbel-säule

Kleine Gesichtsmassage

Diese Massage entspannt das Gesicht und macht den Kopf frei. Sie aktiviert den Blasenmeridian.

Wichtig: Ein entspanntes Gesicht sorgt für ein lockeres Becken.

Ausführung
Sie liegen so bequem wie möglich rücklings auf dem Boden und stellen sich ein auf Genuss pur.

Anleitung für den Partner
Sie setzen sich so hinter den Kopf Ihrer Partnerin, wie Sie fünf bis zehn Minuten locker sitzen können. Das kann im Schneidersitz oder im Grätschsitz sein.
Nun schauen Sie, ob Ihre Partnerin „gerade" liegt, d. h. die Wirbelsäule macht seitwärts keinen Knick, auch nicht am Nacken.
Legen Sie Ihre linke Hand seitlich an den Hinterkopf Ihrer Partnerin, drehen den Kopf mit der rechten Hand ein wenig und lassen den Hinterkopf auf Ihre linke Handfläche rollen, dann schieben Sie Ihre rechte Hand unter den leicht angehobenen Hinterkopf. Der Kopf liegt mit der Schädelbasis und dem ersten Halswirbel in Ihren Handflächen.
Achten Sie darauf, dass der Kopf gerade liegt, nur ca. zwei Handbreit über dem Boden.

Führen Sie bitte die folgenden Übungen ganz sanft und langsam durch:

1. Schaukeln Sie den Kopf sanft von einer Seite zur anderen. Ohne große Bewegung.
2. Lassen Sie den Kopf in den Händen leicht „federn". Dazu bewegen Sie beide Hände langsam auf und ab. Auch wieder ohne große Bewegung. Nun ist der Nacken frei und Sie können den Kopf so ablegen, wie Sie ihn angehoben haben. Dabei streifen Sie die Haare vom Kopf weg.

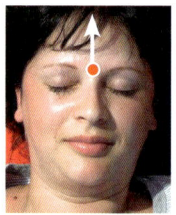

3. Legen Sie beide Daumen übereinander an die Nasenwurzel. Ihre Daumen üben nur ganz sanften Druck aus. Sie lösen die Daumen und versetzen sie um eine Daumenbreite aufwärts in Richtung Haaransatz. Sie machen erneut sanft Druck, halten den Druck kurz, lösen und versetzen sie wieder usw., bis Sie am Haaransatz angekommen sind. Sie können dies zwei- bis dreimal wiederholen.

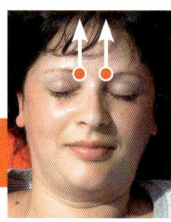

4. Legen Sie den rechten Daumen an der Nasenwurzel auf den Beginn der rechten Augenbraue, den linken Daumen auf dieselbe Stelle links. Üben Sie wieder sanft Druck aus, lösen Sie die Daumen und versetzen Sie diese nach oben, bis Sie am Haaransatz angekommen sind. Wiederholen Sie diese sanfte Druckmassage zwei- bis dreimal.

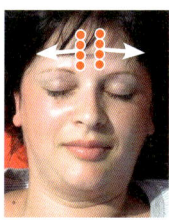

5. Stellen Sie Zeige-, Mittel-, Ring- und kleinen Finger beider Hände zwischen Haaransatz und Nasenwurzel auf und streichen dreimal die Stirn von innen nach außen sanft glatt.

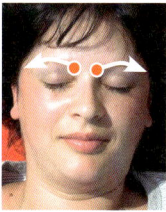

6. Nun streichen Sie mit dem Zeigefinger dreimal die Augenbrauen aus. Wieder von der Nasenwurzel aus beginnend bis zum Augen-

winkel. Dort lassen Sie den Zeigefinger kurz ruhen, ehe Sie zur Nasenwurzel zurückkehren.

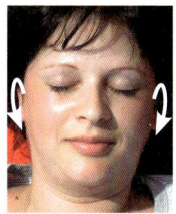

7. Streichen Sie dreimal um die Ohren, von der Ohrmuschel bis zum Ohrläppchen. Am Ohrläppchen dürfen Sie ein paarmal leicht zupfen.

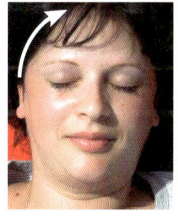

8. Zum Schluss streichen Sie über die Haare, die ganze Länge von der Stirn bis zu den Haarspit zen. Diesen Vorgang können Sie mehrmals wiederholen. Gönnen Sie sich die Zeit, um zu genießen!

Für diese wie für alle Massagen gilt: Sie tun beiden gut. Also wechseln Sie die Positionen. Auch Ihr Partner darf genießen.

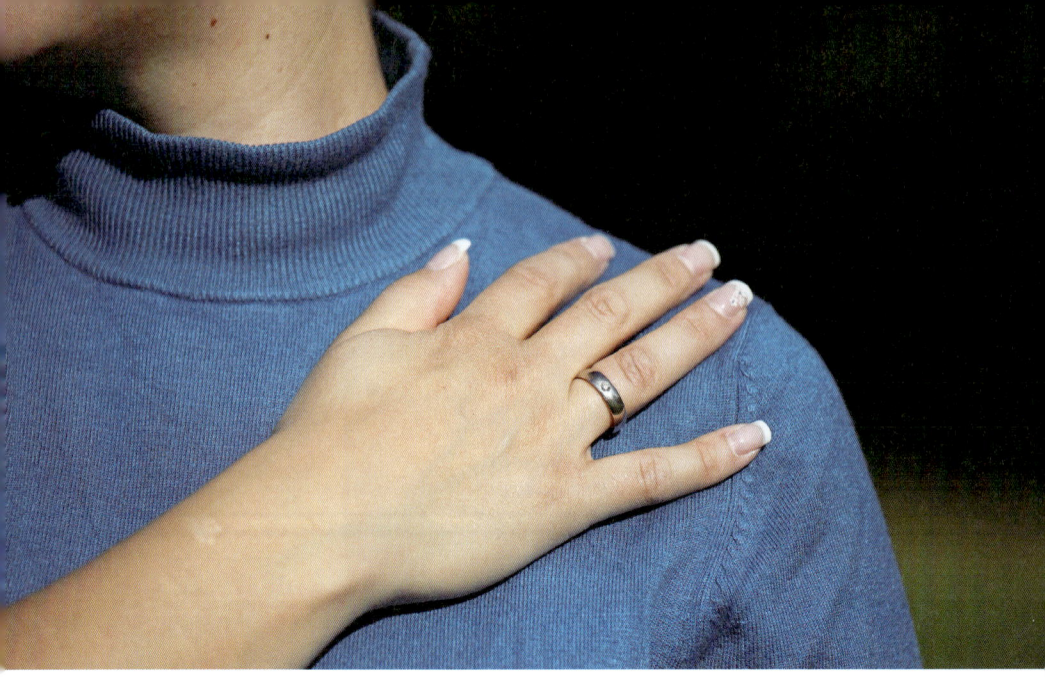

Hilfe zur Selbsthilfe: Heilströmen / Jin Shin Jyutsu®

Unpässlichkeiten und Probleme gibt es immer im Leben – natürlich auch während der Schwangerschaft, Stillzeit und Rückbildung. Da hat Ihr Körper Höchstleistungen zu vollbringen. Deshalb kann es schon mal vorkommen, dass er schwächelt oder die erwartete Leistung nicht schafft.

Doch heißt es so schön: Jedem Menschen stehen jederzeit zwei helfende Hände zur Verfügung – am Ende der eigenen Arme. Mit Tai Chi Qi Gong und den Übungen auf dem Boden können wir viel für unsere Gesundheit tun, unsere Energie in Fluss bringen, die Muskulatur kräftigen und dehnen.

Zudem können wir die Energie, die wir mit den Übungen erarbeitet haben, sinnvoll verwenden, beispielsweise um unsere Selbstheilungskräfte zu aktivieren.

Speziell für Mütter habe ich Handgriffe aus dem Jin Shin Jyutsu® ausgesucht, die vor allem während der Schwangerschaft, der Stillzeit und Rückbildung hilfreich sind.

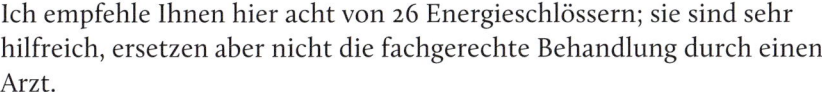

Ich empfehle Ihnen hier acht von 26 Energieschlössern; sie sind sehr hilfreich, ersetzen aber nicht die fachgerechte Behandlung durch einen Arzt.

Stärkung für jeden Tag

Sie suchen sich einen ruhigen Platz, an dem Sie wenigstens zehn Minuten ungestört sind. Im Idealfall haben Sie einige Übungen aus diesem Buch ausgeführt und mehrere ruhige Atemzüge gemacht: mindestens acht, besser 36 (Empfehlung aus dem Jin Shin Jyutsu®).

Ihre Hände sind schön warm oder Sie reiben die Hände aneinander, bis sie warm sind. Dann legen Sie die Hände auf das Energieschloss Ihrer Wahl (siehe unten). Ihre Hände liegen locker und ohne Druck. Wählen Sie eine bequeme Haltung, die Sie ohne Anstrengung wenigstens fünf Minuten halten können. Sie können gleichzeitig das Schloss rechts und links halten oder nach Belieben nur eine Seite mit einer Hand.

Schön wäre es natürlich, wenn Sie sich für das Heilströmen mehr Zeit als nur zehn Minuten schenken könnten. Wie sagt schon der Volksmund: „Gut Ding will Weile haben." Und Georg Christoph Lichtenberg formuliert es noch treffender: „Zeit, die wir uns nehmen, ist Zeit, die uns etwas gibt."

Eine Bitte: Achten Sie auf die Signale Ihres Körpers und betrachten Sie das erste Handauflegen als den ersten Versuch. Spüren Sie nach, ob es Ihnen gutgetan hat – ob Sie vielleicht etwas ändern sollten, damit es guttun kann. Schenken Sie Ihrem Handeln und der Technik Ihre Wertschätzung, wenn es gutgetan hat.

„Riskieren" Sie auf jeden Fall auch einen weiteren Versuch! Wir brauchen oft eine „zweite Chance". Fühlen Sie sich nach dem Strömen besser, dann schenken Sie sich und Ihrem Körper ein Dankeschön und/oder ein Lächeln.

Tipp

Wenn für das „Strömen" absolut keine Zeit vorhanden ist und Sie keine Chance haben, einen ruhigen Platz zu finden, dann legen Sie die Hand auf, egal, wo Sie sind: im Wartezimmer, in der Warteschlange oder beim Friseur.

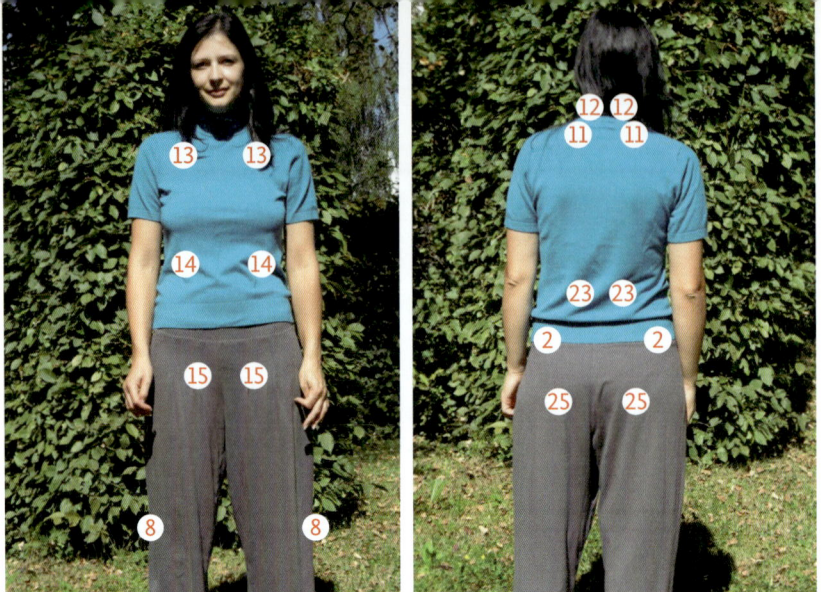

Alle Energieschlösser liegen jeweils auf der rechten und linken Körperseite an der angegebenen Stelle.

Energieschloss 13

Das Energieschloss 13 befindet sich unterhalb des Schlüsselbeins, ungefähr auf Höhe der dritten Rippe. Wenn Sie mit dem linken Zeigefinger das rechte Schlüsselbein an seiner schmalen Stelle gerade noch berühren und dann die Hand auflegen, dann liegt es genau unter Ihrer Hand.

Dieses Schloss ist zuständig für alle Fortpflanzungsfunktionen, hormonelle und sexuelle Störungen, Probleme im Zusammenhang mit Empfängnis, Schwangerschaft und Geburt, ein gut funktionierendes Immunsystem und den inneren Frieden. Es wird auch nach Kaiserschnitt und bei Stillschwierigkeiten empfohlen. Und ganz nebenbei füllen Sie durch das Halten von Schloss 13 Ihren eigenen Energietank wieder auf.

Energieschloss 15

Das Energieschloss 15 liegt in der Leiste. Es hilft bei Problemen im Unterbauch, in den Beinen (auch bei Krampfadern), der Hüfte, den Knien und den Füßen und harmonisiert die Energien während der Schwangerschaft und Geburt.

Energieschloss 8

Das Energieschloss 8 liegt an der Außenseite des Beines am Kniegelenk. Es sorgt für den richtigen Muskeltonus und die Harmonisierung der Organe im Becken. Deshalb ist es gut, Schloss 8 bei Verdauungsstörungen zu halten. Und wenn es Ihnen angenehm ist, während der Geburt oder auch bei Vorwehen.

Energieschloss 12

Das Energieschloss 12 liegt im Nacken, rechts und links neben dem vierten Halswirbel. Es ist zustän- dig für den Bereich Hals, Nacken, Genick, Schul- tern, Arme, Hände und für hormonelle Umstellun- gen, wie Sie in der Schwangerschaft und Stillzeit stattfinden.

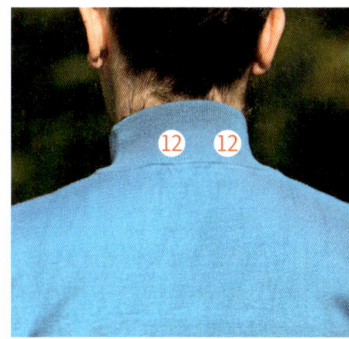

Legen Sie Ihre Hände regelmäßig ins Genick und Sie brauchen keine Verspannungen beim Stillen zu fürchten. Außerdem hilft diese Haltung, überflüssige Lasten von den Schultern abzugeben.

Optimal ist die Verbindung der Schlösser 12 und 14 (siehe Kasten auf S. 126).

Energieschloss 14

Das Energieschloss 14 liegt auf dem vorderen unteren Rippenbogen. Es ist hilfreich bei Schlafproblemen, es ist für die Verdauung zuständig und hilft gegen Sodbrennen und Bauchschmerzen. Zudem bringt die 14 den Körper in Balance, auch das Gewicht.

Energieschloss 2

Das Energieschloss 2 liegt am oberen Rand der Hüftschaufel. Es steht für das weibliche Prinzip: das Empfangen und das Weitergeben. Es ist hilfreich bei allen Angelegenheiten, die den Rücken, die Wirbelsäule und die Verdauung betreffen. Es erleichtert eine freie Atmung und das Sich- selbst-Annehmen.

Wohltuender Einsatz beider Hände

- *Bei Schmerzen: Legen Sie beide Hände überkreuzt über die schmerzende Stelle.*
- *Bei Blutungen: Halten Sie schwebend beide Hände überkreuzt über die blutende Stelle; die linke Hand ist die untere.*

Energieschloss 23

Das Energieschloss 23 liegt auf dem Rücken auf Höhe der Nieren, rechts und links der Wirbelsäule. Es ist hilfreich bei allen Angelegenheiten, die das Blut betreffen, auch Blutdruck und Kreislauf. Außerdem unterstützt es den Abbau von nervlichen Anspannungen, Hyperaktivität, Stress, Angst und Ödemen. Es reguliert das Essverhalten und damit das Gewicht. Auch bei Krämpfen bringt das Halten von 23 Erleichterung.

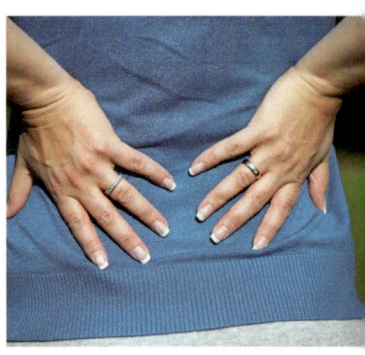

Energieschloss 25

Das Energieschloss 25 liegt rechts und links am Sitzbeinhöcker. Es ist hilfreich bei Übererregbarkeit, Unaufmerksamkeit, Kreislauf- und Blutdruckbeschwerden. Es hilft, zu sich selbst zu finden.

Probieren Sie es aus: Setzen Sie sich auf Ihre Hände – das ist „Jogging für Faule"! Sie werden spüren, wie Sie regenerieren und wieder in Schwung kommen.

Wertvolle „Schlosskombinationen"

Energieschloss 12 und 14: Sie legen eine Hand in den Nacken und die andere auf den vorderen unteren Rippenbogen auf der gleichen Körperseite. Mit dieser Haltung entspannen Sie nicht nur die Schulterregion; Sie erden sich und finden Hilfe bei geschwollenen Beinen und Hüftproblemen.

Energieschloss 2 und 8: Diese Verbindung ist hilfreich bei Stuhlgangsbeschwerden. Bei Durchfall halten Sie mit der linken Hand die linke 2 und mit der rechten Hand die rechte 8. Bei Verstopfung halten Sie mit der rechten Hand die rechte 2 und mit der linken Hand die linke 8.

Energieschloss 23 und 25: Das Strömen dieser beiden Schlösser bei einem aufgeregten, übermäßig lebhaften Kind verhilft diesem zu ein bisschen Ruhe. Legen Sie Ihre rechte Hand auf die 23 und die linke auf die 25, nach einiger Zeit (die bestimmt meistens das Kind) wechseln Sie die Hände. Übrigens ist es bei kleinen Kindern oft hilfreich und ausreichend, den Kopf des Kindes so in die Hand zu legen, dass er mit der Schädelbasis und dem Beginn der (Hals-)Wirbelsäule in der Handfläche liegt. Das ist sehr angenehm, wirkt beruhigend und gibt ein Gefühl der Sicherheit.

Fingergriffe

Wenn es besonders schnell gehen soll, sind die Fingergriffe aus dem Jin Shin Jyutsu® praktisch.

Diese können Sie immer und überall durchführen. So nutzen Sie jede Pause für Ihre Gesundheit, können Emotionen beruhigen und den Energiefluss der entsprechenden Organe ausgleichen.

Halten Sie jeden Finger einzeln für jeweils drei bis fünf Minuten (abwechselnd beide Hände):

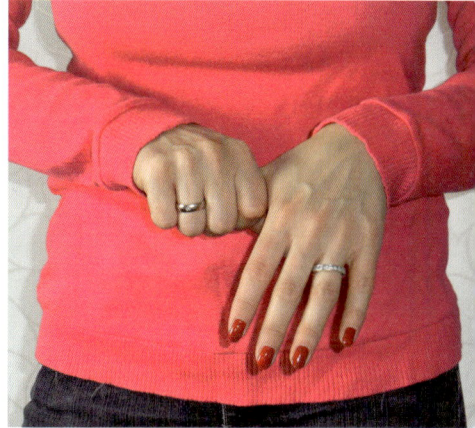

Angst:	Zeigefinger
Akne:	Ringfinger
Allergien	Ringfinger und Daumen
Blasenbeschwerden:	Zeigefinger
Depression	alle Finger
Gewichtsprobleme:	alle Finger
Hexenschuss:	Zeigefinger
Kopfschmerzen:	alle Finger
Lymphfluss:	alle Finger
Migräne:	alle Finger
Muskelschmerzen:	Zeigefinger
Nervenschwäche:	Daumen und Zeigefinger
Ödeme:	Zeigefinger
Rückenschmerzen:	Zeigefinger
Schlafstörungen:	alle Finger
Schmerzen:	alle Finger
Sodbrennen:	Daumen
Traurigkeit:	Zeigefinger
Völlegefühl:	Daumen
Zahnprobleme:	Daumen und Zeigefinger

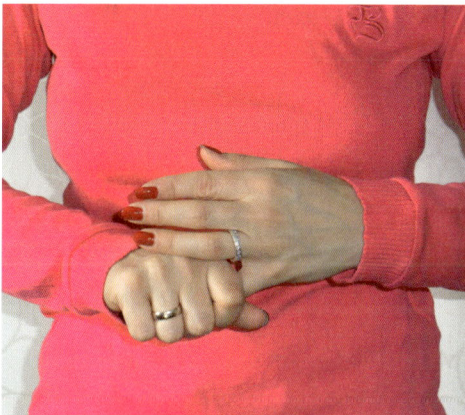

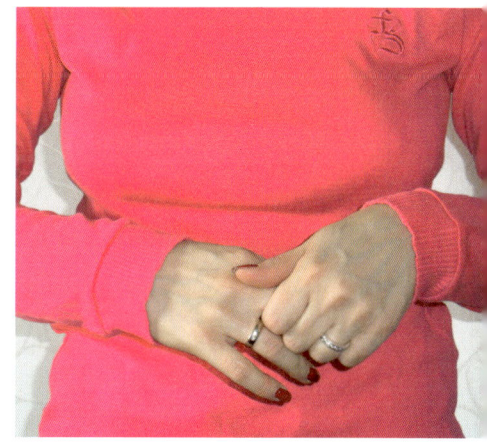

Kleine Wellnessprogramme für zuhause

Zu Ihrem Wohlbefinden können Sie sich aus den Übungen und Massagen ein kleines Wellnessprogramm zusammenstellen. Nachfolgend finden Sie ein paar Beispiele.

Für alle Programme gilt: Weniger in Ruhe ist mehr als vieles und schnell. Üben Sie langsam und achten Sie auf Ihre Atmung. Machen Sie aus dem Üben keine Pflichtaktion. Üben Sie mit Genuss!

Das schnelle Erholungsprogramm

Dauer: weniger als 10 Minuten
- Vorübung 4 (S. 29)
- Das Chi wecken (S. 42); üben Sie langsam und beschaulich.
- Legen Sie sich bequem hin und begeben sich in die Frosch-Haltung (S. 99). Halten Sie dabei das Energieschloss 13 (S. 124).

Das Programm zum Stressabbau

Dauer: 10 bis 15 Minuten
- Vorübungen 1 (S. 27), 2 (S. 28) und 4 (S. 29)
- Rudern über den See (S. 50)
- Die Weltenuhr antreiben (S. 64)
- Unartige Kinder treten mit dem Fuß (S. 56)
- Basisübungen 1 (S. 33) und 2 (S. 34)
- Machen Sie es sich bequem und halten Sie das Energieschloss 23 (S. 126).

Das Partner-Programm zum Stressabbau (mit Partner)

Dauer: 10 bis 15 Minuten
- Unartige Kinder treten mit dem Fuß (S. 56)
- Das Chi wecken (S. 42)
- Basisübung 5 (S. 38)
- Lassen Sie sich die Gesichtsmassage (S. 120) oder die Massage für Schultern und Nacken (S. 117) geben.

Das Programm für entspannte Beine

Dauer: 10 bis 15 Minuten
- Der Frosch schläft (S. 99)

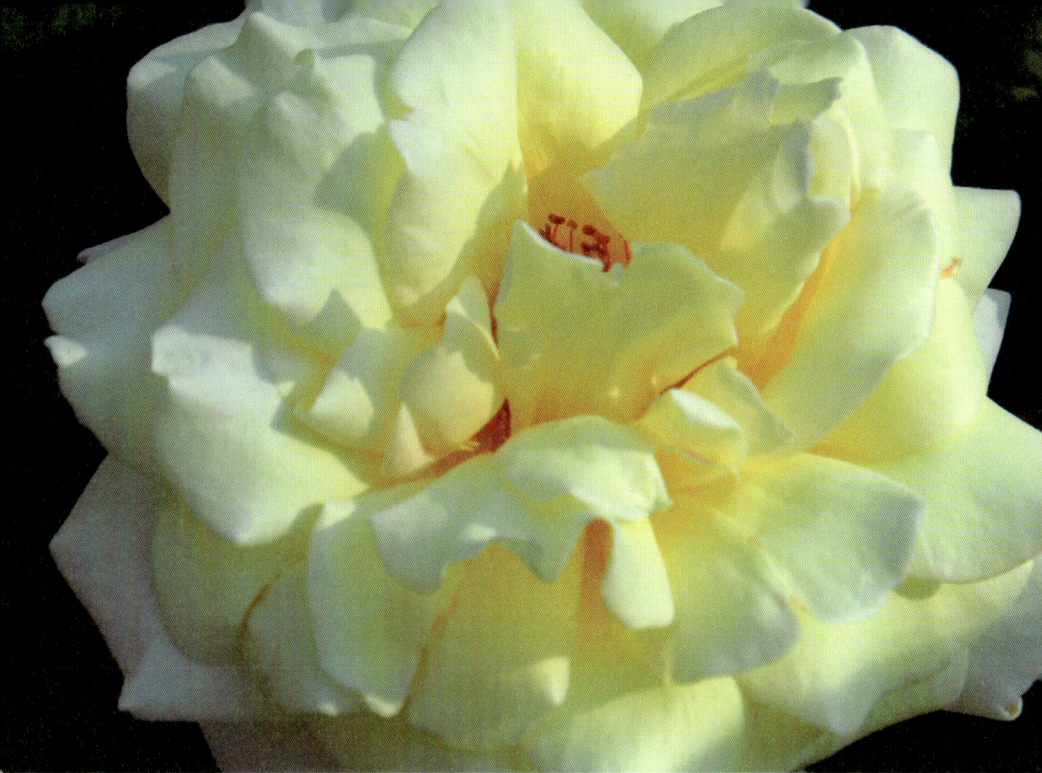

- Der Affe betet (S. 98)
- Die Leiste öffnen (S. 73)
- Die Beine massieren (S. 82)
- Lassen Sie sich ggf. von Ihrem Partner mit der Beinmassage (S. 116) verwöhnen.

Das Programm für ein entspanntes Kreuz

Dauer: 15 bis 20 Minuten
- Kleiner Energiekreislauf (S. 80)
- Den Daumen halten (S. 78)
- Basisübung im Liegen (S. 87)
- Sich winden wie eine Schlange (S. 95ff.)
- Der Frosch schläft (S. 99)
- Genießen Sie ggf. die Partnermassage für den unteren Rücken (S. 118f.) oder massieren Sie ihn selbst.
- Halten Sie (evtl. bei schöner Musik) abwechselnd den rechten und linken Zeigefinger; legen Sie dann die Hände auf das Energieschloss 15 (S. 124) und zum Schluss auf das Energieschloss 2 (S. 125).

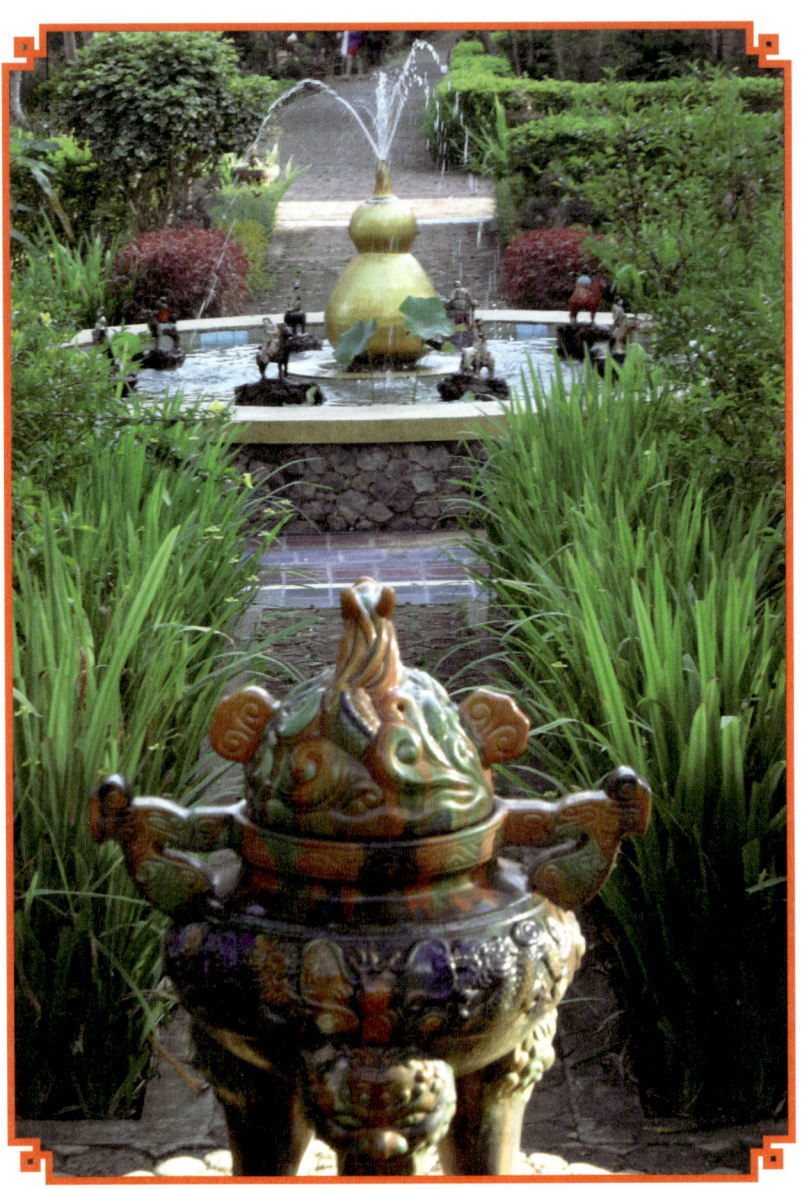

Zum Schluss: Der Alltag

Der Alltag kann recht turbulent werden. Die Mama soll immer überall gleichzeitig sein – da ist es ganz wichtig, dass sie ab und zu auch ganz bei sich selbst ist.

Gönnen Sie sich eine kleine Auszeit, um die Übungen zu machen, die Ihnen guttun, die Sie wieder in Ihre Mitte bringen. Und gönnen Sie sich eine Massage, egal, ob mit Ihrem Partner, Ihrer Freundin oder eine Selbstmassage. Das bringt Ihnen ein positives Körpergefühl zurück. Was Sie dann so angenehm spüren, das ist Ihr Rücken, das ist Ihr Gesicht, das sind Ihre Beine, das ist Ihr Bauch, Ihr Körper: DAS SIND SIE! Ja, Sie fühlen sich gut an! Genießen Sie diesen Gedanken!

Oasen der Entspannung

Denken Sie daran, wenn es ganz dick kommt und Sie wirklich keine freie Minute mehr haben, dann üben Sie einfach, während Sie mit Ihrem Kind spielen. Lassen Sie es auf Ihrem Bauch liegen, wenn Sie Ihre Beine dehnen oder Arme und Schultern lockern. Legen Sie Ihr Baby wie Andrea in den Schneidersitz, so können Sie „die Arme schieben" oder „nach oben wachsen" und Ihr Kind liegt warm und kann mitgenießen.

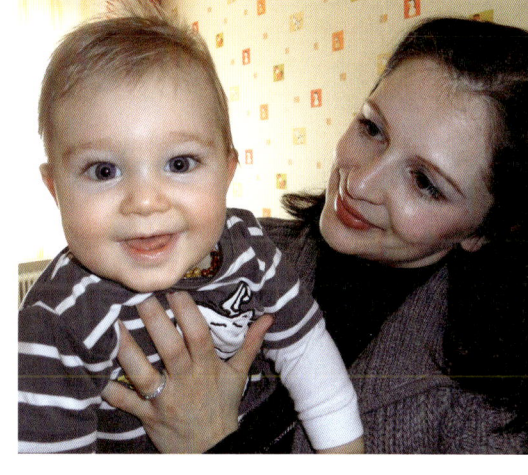

Sogar im Wartezimmer beim Arzt können Sie etwas für Ihre Gesundheit tun, machen Sie einige Handhaltungen aus dem Jin Shin Jyutsu®. So nutzen Sie die Wartezeit sinnvoll. Auch beim Warten an der Kasse im Supermarkt oder beim Friseur, während Sie fernsehen oder einfach nur im Sessel sitzen … Sie halten einen Finger und tun sich etwas Gutes!

Alles, was Sie sich Gutes tun, das tun Sie auch für Ihre Familie. Ich hoffe und wünsche, dass ich Ihnen einige Anregungen zum Glücklichsein geben konnte.

Alle Mütter sollten glücklich sein, glücklich und gesund. Das wäre das schönste Geschenk an unsere Welt!

Was hilft bei ...?
Kleines Symptomregister

Liebe Leserin, wenn sich Ihr Rücken meldet oder der Magen, wenn es hier oder dort zwickt – erschrecken Sie nicht: Hier meldet sich ein Symptom, ein Umstand, der Ihre Aufmerksamkeit wecken möchte. „Symptomregister" bedeutet nichts anderes als Register für vorübergehende Umstände.

Betrachten Sie Ihren Körper wie Ihre beste Freundin, die sich bei Ihnen meldet, weil Sie sich so lange nicht bei ihr gemeldet haben. In Gedanken haben Sie schon hundertmal zum Telefon gegriffen – aber real haben Sie es nicht getan. Jetzt fühlt sich die beste Freundin vernachlässigt. Das Mindeste, was Sie in diesem Augenblick tun können, ist, ihr die gewünschte Aufmerksamkeit und Zeit zu schenken. Vielleicht vereinbaren Sie auch ein Treffen und haben mal wieder richtig Zeit füreinander ...

Genauso ist es mit Ihrem Körper: Er meldet sich, will Zeit, Aufmerksamkeit, dass Sie sich mal wieder richtig um ihn kümmern. Hier finden Sie die Möglichkeiten – aus den beschriebenen Übungen und Heilmassagen –, mit ihm gemeinsam Zeit zum Wohlbefinden zu verbringen.

Sollten diese Möglichkeiten einmal nicht genügen, dann verabreden Sie sich mit Ihrem Symptom zu einem ungestörten Treffen bei Ihrer Hebamme oder bei Ihrem Arzt.

Die Ziffern in Klammern geben die Seitenzahl der entsprechenden Übung/Massage an.

A

Arme, schwere
Die Arme in den Himmel wachsen lassen (90), Die Arme schwingen (91), Der Käfer (103)

Atemprobleme
Basisübung 2 (34), Basisübung 4 (37), Das Chi wecken (42), Den Brustkorb öffnen (44), Den Regenbogen schwingen (46), Die Wolken teilen (48), Rudern über den See (50)

Augen, müde
Die Arme schieben (74)

B

Bauchmuskulatur, schwache
Die Lendenwirbelsäule mobilisieren (92), Der Affe betet (98), Das Krokodil hebt den Kopf (102)

Beckenbodenmuskulatur, schwache
Tai-Chi-Stand (24), Der „Kleine Himmlische Kreislauf" (60), Die Nadel auf dem Meeresboden suchen (66)

Beine, kraftlose
Die Wolken teilen (48), Die Taille drehen und mit der Hand stoßen (52), Unartige Kinder treten mit dem Fuß (56), Beinmassage (116)

Beine, müde
Vorübung 5 (29), Vorübung 6 (30), Basisübung 1 (33), Basisübung 2 (34), Der gelbe Drache kundet mit den Händen aus (54), Unartige Kinder treten mit dem Fuß (56), Die Leiste öffnen (73), Die Beine massieren (92), Der Frosch schläft (99), Massage: Becken und Beine lockern (113), Beinmassage (116)

Beinmuskulatur, Kräftigung der
Basisübung 2 (34), Basisübung 3 (36), Die Nadel auf dem Meeresboden suchen (66)

Beklemmungen in der Brust
Den Brustkorb öffnen (44)

Blähbauch
Den Regenbogen schwingen (46)

Blutdruck (Harmonisierung)
Das Chi wecken (42), Den Qi-Ball prellen (62)

Blutdruck, hoher
Unartige Kinder treten mit dem Fuß (56), Die Füße dehnen (94), Massage: Becken und Beine lockern (113)

Brustwirbelsäule, Probleme der
Die Arme schieben (74), Die Arme in den Himmel wachsen lassen (90)

Loslassen
Vorübung 1 (27), Vorübung 2 (28), Partnerübung: Lassen Sie sich bewegen! (30), Rudern über den See (50)

Lymphfluss, schlechter
Vorübung 6 (30), Die Arme schieben (74), Der Käfer (103), Beinmassage (116)

M

Magenprobleme
Rudern über den See (50), Den Qi-Ball prellen (62)

Meridianaktivierung
Der „Kleine Himmlische Kreislauf" (60)

Milzprobleme
Die Taille drehen und mit der Hand stoßen (52), Der gelbe Drache kundet mit den Händen aus (54)

Muskelkater
Goldenes Licht einsammeln (84)

N

Nackenverspannung
Vorübung 2 (28), Basisübung 4 (37), Die Wolken teilen (48), Unartige Kinder treten mit dem Fuß (56), In der Sonne sitzen (71), Nach oben wachsen (72), Die Arme schieben (74), Die Wasserschildkröte (76), Massage für Schultern und Nacken (117)

Nervenschwäche
Den Regenbogen schwingen (46), Rudern über den See (50), Die Taille drehen und mit der Hand stoßen (52), Das Chi in den Körper füllen (58), Die Nadel auf dem Meeresboden suchen (66)

Nierenschwäche
Rudern über den See (50), Der gelbe Drache kundet mit den Händen aus (54), Unartige Kinder treten mit dem Fuß (56)

P

Physische Schwäche
Das Chi wecken (42), Den Regenbogen schwingen (46), Die Taille drehen und mit der Hand stoßen (52)

Psychische Schwankungen
Vorübung 4 (29), Den Regenbogen schwingen (46)

R

Rechts-Links-Ausgleich
Basisübung 5 (38), Den Qi-Ball prellen (62)

Regeneration
Das Chi wecken (42), Die Taille drehen und mit der Hand stoßen (52)

Rückenschmerzen

Der gelbe Drache kundet mit den Händen aus (54), Das Chi in den Körper füllen (58), Den Qi-Ball prellen (62), Die Weltenuhr antreiben (64), Die Nadel auf dem Meeresboden suchen (66), Massage für Schultern und Nacken (117), Massage: Entspannung für den unteren Rücken (118)

Rückenschmerzen (unterer Bereich)

Den Daumen halten (78), Die Beine massieren (82), Die Lendenwirbelsäule mobilisieren (92), Der Frosch schläft (99), Massage: Entspannung für den unteren Rücken (118)

Ruhe, fehlende

Basisübung 1 (33), Das Chi wecken (42), In der Sonne sitzen (71), Goldenes Licht einsammeln (84), Partnerübung: Back to back (85), Basisübung im Liegen (87), Der Frosch schläft (99), Gesichtsmassage (120)

S

Schlafstörungen

Das Chi wecken (42), Unartige Kinder treten mit dem Fuß (56)

Schwäche, allgemeine

Das Chi wecken (42), Der „Kleine Himmlische Kreislauf" (60)

Schulterverspannung

Vorübung 2 (28), Vorübung 4 (29), Partnerübung: Lassen Sie sich bewegen! (30), Basisübung 4 (37), Das Chi wecken (42), Den Brustkorb öffnen (44), Den Regenbogen schwingen (46), Rudern über den See (50), Die Taille drehen und mit der Hand stoßen (52), Der gelbe Drache kundet mit den Händen aus (54), Der „Kleine Himmlische Kreislauf" (60), Den Qi-Ball prellen (62), Die Weltenuhr antreiben (64), Die Wasserschildkröte (76), Den Nacken mobilisieren (89), Die Arme in den Himmel wachsen lassen (90), Die Arme schwingen (91), Massage für Schultern und Nacken (117)

Stress

Basisübung 5 (38), Das Chi wecken (42)

T

Taille, Straffung der

Basisübung 5 (38), Die Nadel auf dem Meeresboden suchen (66)

U

Übergewicht

Die Weltenuhr antreiben (64), Die Nadel auf dem Meeresboden suchen (66)

Zur Autorin

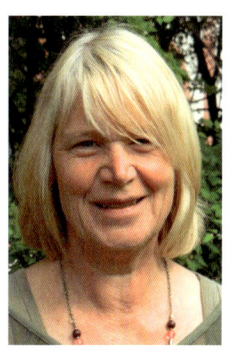

Barbara Reik ist Tai-Chi-Lehrerin, Wellness-Trainerin und Initiatorin des Netzwerkes „Bewegungswelt Tai Chi". Sie leitet u.a. zertifizierte Kursleiter-Ausbildungsreihen an der Akademie für Sport und Bewegung in Stuttgart und an der Sportschule Ruit in Ostfildern. Durch Vorträge, Seminare und Workshops ist Barbara Reik einem großen Publikum bekannt geworden; ihr großer Erfahrungsschatz in der Anwendung und Ausübung von Tai Chi und Qi Gong hat Eingang in dieses Buch gefunden. Bereits von ihr erschienen sind der Ratgeber „Tai Chi für Senioren" sowie Buch und Audio-CD „Tai Chi für Kinder".

Danksagung

Allen Müttern und allen Frauen, die dies werden möchten, denn Sie haben mir den Anlass für dieses Buch geliefert. Allen meinen Kursteilnehmerinnen, die mitgeübt und miterspürt haben und mir mit Rat und Tat zur Seite standen.

Besonders danken möchte ich: den Models und Ideengebern Andrea Reik und Andreas Reik, Paul für sein direktes und indirektes Dabeisein, dem Fotografen Ralf Czerwonka, der Hebamme Elke Caesar, der Physiotherapeutin Christine Durdevic, dem Sportwissenschaftler Dr. Raimund Reik, dem Mann des Wortes: Wolfgang Klein, dem Heilpraktiker und Jin-Shin–Jyutsu-Lehrer Martin Ulrich Bürkle, der Qi-Gong-Lehrerin Lena Du Hong, dem Shiatsu-Praktiker Darko Domajnko, dem Großmeister Mantac Chia und Jutta Kellenberger, Healing Tao, Chiang Mai.

> **Haben Sie Fragen an Barbara Reik?**
> **Anregungen zum Buch?**
> **Erfahrungen, die Sie mit anderen teilen möchten?**
>
> **Nutzen Sie unser Internetforum:**
> **www.mankau-verlag.de/forum**

Quellen und Literatur

Mantac Chia: **Tao Yin**, Ansata Verlag, ISBN 978-3-7787-7165-5

Lena Du Hong: **TaiJi Qi Gong, 18 Bewegungen Teil I und II**, www.lebenspflege.de

Ilse-Maria Fahrnow: **Jin Shin Jyutsu®: Die Heilkraft ihrer Hände,** Knaur, ISBN, 978-3-426-87168-8

Li Wu, Prof. TCM: **Das Buch der Chinesischen Heilkunst**, Mankau Verlag, ISBN 978-3-938396-67-4

Voker Jung, **Taoistische Boden Übungen**, DVD, Tai Chi Forum Deutschland, www.tai-chi.de

Weitere Veröffentlichungen der Autorin

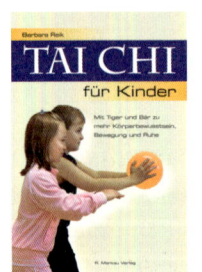

Tai Chi für Kinder
Mit Tiger und Bär zu mehr Körperbewusstsein, Bewegung und Ruhe
Mankau Verlag, 1. Auflage 2007
12,95 € (D) / 13,40 € (A), Broschur, vierfarbig
141 S.; ISBN 978-3-938396-09-4

Kinder brauchen Bewegung, um sich gesund zu entwickeln. Genauso wichtig sind aber auch Ruhe und Körperwahrnehmung, um sich selbst erfahren und mit dem täglichen Ansturm von Reizen umgehen zu können.

Tai Chi hilft, das eigene Körpergefühl zu entdecken, Körperbewusstsein zu entwickeln und die Körperwahrnehmung zu schulen. Auch Kindern, die weder Sport noch Wettkampfsport mögen, wird mit diesem Buch eine Bewegungswelt eröffnet, die sie mit eigener Phantasie und Freude füllen können. Die sanften Bewegungen schulen Gleichgewicht und Beweglichkeit, lockern, dehnen, kräftigen und fördern in hohem Maße Konzentration und Koordination. Kinder werden angeregt, eigene Wege zu gehen – ohne vorgefertigtes Spielzeug, mit offenen Augen, von der Natur lernend. Nach dem

Erlernen der Grundprinzipien steht den Kindern die Welt des Tai Chi und Qi Gong offen: Chen- oder Yang-Stil, Peking-Form oder Übungen aus dem Qi Gong. Das Kind erhält Zugang zu Formen, die ihm Freude machen. Im Idealfall wird es einen Weg zu sich selbst, seinen Fähigkeiten und innerer Ruhe finden. Tai Chi für Kinder – mit Übungen, Spielen, Basteleien, Phantasiereisen und Geschichten für Kindergarten, Schule, Verein oder daheim. Von der Vorschule bis zur 2. Grundschulklasse.

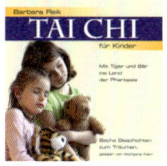

Zum Buch erhältlich:
- Audio-CD „Tai Chi für Kinder. Mit Tiger und Bär ins Land der Phantasie / Sechs Geschichten zum Träumen, gelesen von Wolfgang Klein" (12,95 €, ISBN 978-3-938396-13-1)

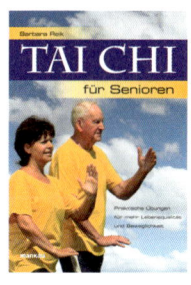

Tai Chi für Senioren
Praktische Übungen für mehr Lebensqualität und Beweglichkeit
Mankau Verlag, 2. Auflage 2011
14,95 € (D) / 15,40 € (A), Broschur, vierfarbig
141 S.; ISBN 978-3-938396-25-4

Haben Sie manchmal Mühe beim Bücken? Nehmen die körperlichen Wehwehchen zu? Fühlen Sie sich nicht mehr so fit? – Mit zunehmendem Alter lassen oft Beweglichkeit und Kraft nach, viele Menschen leiden unter verminderter Lebensqualität.

Die langsamen und harmonischen Bewegungen des Tai Chi bieten Senioren die Chance, durch sanftes Training nicht nur ihr Körpergefühl zu verbessern, sondern ebenso Konzentrationsfähigkeit und Wohlbefinden zu steigern. Wissenschaftliche Studien beweisen, dass Tai Chi nicht nur vorbeugend bei Gleichgewichts- oder Blutdruckproblemen wirkt, sondern auch hilfreich ist bei Arthrose und Altersdiabetes.

In einem speziell auf Senioren ausgerichteten Trainingsprogramm vermittelt Barbara Reik einfache Übungen für den Alltag – bis hin zum kleinen Tai-Chi-Ablauf. Praktische Anleitungen und Gesundheitstipps zeigen nicht nur älteren Menschen einen Weg zu mehr Lebensfreude und Gelassenheit. In China sagt man: Tai Chi gibt dem Leben mehr Jahre und den Jahren mehr Leben.

Bibliografische Information der Deutschen Nationalbibliothek
Die Deutsche Nationalbibliothek verzeichnet diese Publikation in der
Deutschen Nationalbibliografie; detaillierte bibliografische Daten sind
im Internet über http://dnb.d-nb.de abrufbar.

Barbara Reik
Tai Chi und Qi Gong in der Schwangerschaft
Sanfte Bewegungen für Schwangere
Bewährte Übungen für Stillzeit und Rückbildung
Wohltuende Selbst- und Partnermassagen

ISBN 978-3-86374-053-5
1. Auflage 2012

Mankau Verlag GmbH
Postfach 13 22, D-82413 Murnau a. Staffelsee
Im Netz: www.mankau-verlag.de
Internetforum: www.mankau-verlag.de/forum

Lektorat: Martin Stiefenhofer, Ravensburg
Endkorrektorat: Dr. Thomas Wolf, MetaLexis
Gestaltung Umschlag: Andrea Barth, Guter Punkt GmbH & Co. KG,
www.guter-punkt.de
Gestaltung Innenteil: Sebastian Herzig, Mankau Verlag GmbH

Fotos: Ralf Czerwonka,
außer Seiten 4, 7, 14, 15, 21, 55, 109, 110, 111, 114 Mitte, 115, 117,
118, 119, 124, 127, 129, 130, 131, 139: Barbara und Andreas Reik

Sportwissenschaftliche Betreuung: Dr. Raimund Reik

Druck: Himmer AG, Augsburg

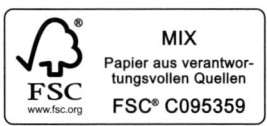

MIX
Papier aus verantwor-
tungsvollen Quellen
FSC® C095359

Hinweis des Verlags:
Autorin und Verlag haben bei der Erstellung dieses Buches Informationen und Rat-
schläge mit Sorgfalt recherchiert und geprüft, dennoch erfolgen alle Angaben ohne
Gewähr. Für etwaige Schäden oder Nachteile, die sich aus der praktischen Umset-
zung der in diesem Buch vorgestellten Anwendungen ergeben, können Autorin und
Verlag keinerlei Haftung übernehmen. Tai-Chi-Übungen sind eine vorzügliche, sanfte
Methode, um fit und gesund zu bleiben. Bitte respektieren Sie jedoch die Grenzen
der Selbstbehandlung und suchen Sie bei Erkrankungen einen erfahrenen Arzt oder
Heilpraktiker auf. Dieses Buch kann einen Besuch beim Facharzt nicht ersetzen.

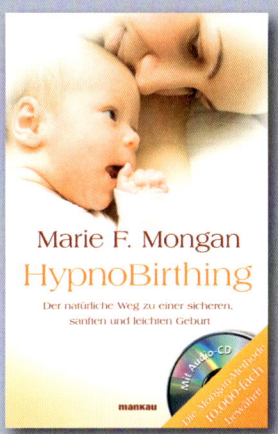

Marie F. Mongan
HypnoBirthing
Der natürliche Weg zu einer sicheren, sanften und leichten Geburt
19,95 € (D) | 20,60 € (A)
ISBN 978-3-938396-20-9

„Ich empfehle dieses Buch und das dazugehörige, gut durchdachte Programm von Herzen, denn es leistet einen Beitrag dazu, die Geburt unserer Kinder zu einem positiven und sanften Schritt auf dem Weg zu einer besseren Welt zu machen."   Dr. med. Lorne R. Campbell sen.

„Seit 20 Jahren entbinde ich Babys und ich habe noch nie eine vergleichbare Methode erlebt. Es ist unglaublich!"   Dr. med. Robert Zahn

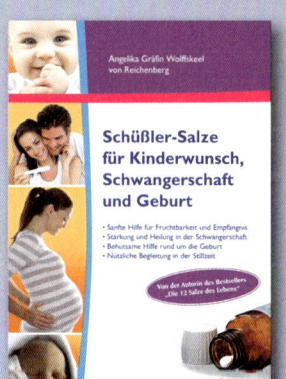

Angelika Gräfin Wolffskeel von Reichenberg
SCHÜSSLER-SALZE FÜR KINDERWUNSCH, SCHWANGERSCHAFT UND GEBURT
12,95 € (D) | 13,40 € (A)
ISBN 978-3-86374-011-5

„(...) Zu jedem Kapitel von Kinderwunsch bis Neugeborenes gibt es anfangs kurze, prägnante Tipps und dann die Behandlung. Begeistert hat mich da vor allem die Indikationsauswahl. (...) Das Buch wendet sich an Laien, birgt aber auch für Hebammen, die mit Schüßler-Salzen arbeiten wollen, jede Menge nützlicher Tipps und wird für diese bestimmt bald zu einem unverzichtbaren Standardwerk."   Hebammenforum

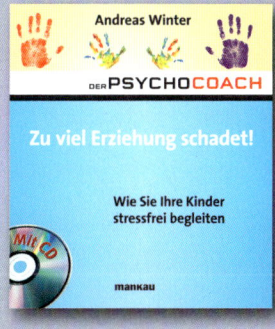

Andreas Winter
ZU VIEL ERZIEHUNG SCHADET!
Wie Sie Ihre Kinder stressfrei begleiten
Mit Starthilfe-CD
14,95 € (D) | 15,40 € (A)
ISBN 978-3-938396-36-0

„(...) ein lesenswertes Buch, das Zusammenhänge aufzeigt und Verständnis weckt, ohne erhobenen Zeigefinger und ohne neue Anweisungen. Ich empfehle es!"   Kommunikation & Seminar

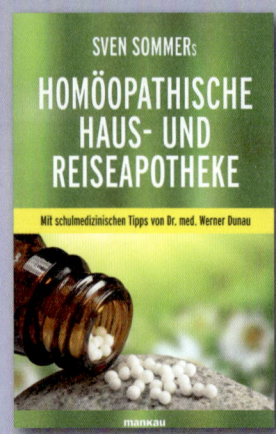

Sven Sommer

SVEN SOMMERS HOMÖOPATHISCHE HAUS- UND REISEAPOTHEKE

Mit schulmedizinischen Tipps von Dr. med. Werner Dunau
9,99 € (D) | 10,30 € (A)
ISBN 978-3-86374-010-8

Der handliche Ratgeber gibt Ihnen Tipps zur Diagnose und Behandlung aller gängigen Beschwerden von A bis Z – ob Durchfall, Erkältung, Lebensmittelvergiftung oder Sonnenbrand. Im speziellen Reiseteil finden Sie neben wichtigen Informationen wie Impfhinweisen und Vorbeugungsmaßnahmen hilfreiche Behandlungsvorschläge für spezielle Krankheitsbilder (z. B. Sonnenstich, Quallenkontakt) sowie einen wertvollen Leitfaden, um ernste (tropische) Krankheiten (z. B. Ruhr, Malaria) zu erkennen.

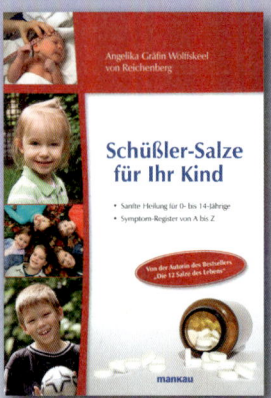

Angelika Gräfin Wolffskeel von Reichenberg

SCHÜSSLER-SALZE FÜR IHR KIND

Sanfte Heilung für 0- bis 14-jährige
Symptom-Register von A bis Z
12,95 € (D) | 13,40 € (A)
ISBN 978-3-938396-24-7

„Neben praktischen und aus einem reichen Erfahrungsschatz stammenden Informationen geht die Autorin unter anderem auch auf die Bedeutung von Kinderkrankheiten, Impfungen und den Umgang mit ADHS ein. Bewährte Hausmittel, (...) Ernährungshinweise, Rezepte und übersichtliche Abbildungen runden das Buch ab."   newsage

„Kinder sanft verarzten (...) – hier finden Eltern Hilfe."   LEA

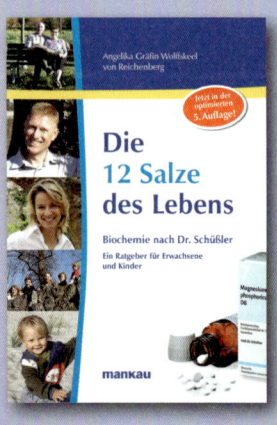

Angelika Gräfin Wolffskeel von Reichenberg

DIE 12 SALZE DES LEBENS

Biochemie nach Dr. Schüßler
Ein Ratgeber für Erwachsene und Kinder
5. Auflage!
12,95 € (D) | 13,40 € (A)
ISBN 978-3-938396-65-0

„Ein Helfer in allen Lebenslagen: Angelika Gräfin Wolffskeel von Reichenberg erläutert allgemein die Mineralsalz-Therapie und gibt viele nützliche Tipps für Beschwerden von A bis Z, auch bei Kindern."
Für Sie, Extra Schüßler-Salze